Praxisbuch Dialogisches Gestalten

Praxisbuch Dialogisches Gestalten

Ruth Janschek-Schlesinger

Ruth Janschek-Schlesinger

Praxisbuch Dialogisches Gestalten

Kommunizieren mit künstlerischen Materialien

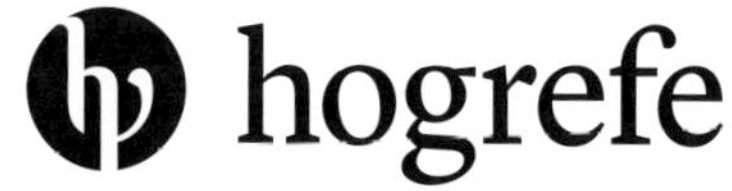

Dr. phil. Ruth Janschek-Schlesinger
Institut und Atelier für Kunsttherapie
Hauptstraße 38b
D-01328 Dresden
info@akm-janschek.de

Bibliografische Information der Deutschen Nationalbibliothek
Die Deutsche Nationalbibliothek verzeichnet diese Publikation in der Deutschen Nationalbibliografie; detaillierte bibliografische Daten sind im Internet über http://www.dnb.de abrufbar.

Anregungen und Zuschriften bitte an:
Hogrefe AG
Lektorat Psychologie
Länggass-Strasse 76
3012 Bern
Schweiz
Tel. +41 31 300 45 00
info@hogrefe.ch
www.hogrefe.ch

Lektorat: Dr. Susanne Lauri, Lisa Maria Pilhofer
Herstellung: René Tschirren
Umschlagabbildung: © Ruth Janschek-Schlesinger, Dresden
Umschlag: Claude Borer, Riehen
Illustration/Fotos (Innenteil): © Ruth Janschek-Schlesinger, Dresden
Satz: Claudia Wild, Konstanz
Druck und buchbinderische Verarbeitung: Finidr s. r. o., Český Těšín
Printed in Czech Republic

1. Auflage 2020

(E-Book-ISBN_PDF 978-3-456-96014-2)
(E-Book-ISBN_EPUB 978-3-456-76014-8)
ISBN 978-3-456-86014-5
http://doi.org/10.1024/86014-000

Inhalt

Übungsübersicht

Danksagung

Für das sorgfältige und umsichtige Lektorat des Buchmanuskriptes möchte ich mich ganz herzlich bei Andre Glöckner (Dresden) bedanken. Für die Realisierung dieses Buchprojektes, das diesem Projekt entgegengebrachte Vertrauen und für die vorzügliche und entgegenkommende Zusammenarbeit mit dem Lektorat und der Buchgestaltung gilt mein besonderer Dank dem Hogrefe Verlag.

Vorwort

Als Kunsttherapeutin, psychologische Beraterin, Coach und Supervisorin darf ich seit mehr als dreißig Jahren Menschen aller Altersgruppen in meinem therapeutischen Arbeitskontext begegnen und sie begleiten. Mir war und ist es immer ein besonderes Anliegen, den einzelnen Menschen in seiner Gesamtheit zu erfassen, um ihm und seinen Themen näherzukommen. Dabei steht für mich im Mittelpunkt, wie sie oder er sich auszudrücken vermag – nonverbal und verbal. Es ist naheliegend, dass die Kunsttherapeutin hierfür noch eine weitere Ebene hinzunimmt, nämlich die der Gestaltung.

Diese Triade – verbale Ebene, nonverbale Ebene, Gestaltung – erweist sich in meiner Arbeit mit Menschen als Begleiter auf dem Weg zum Verständnis für den anderen.

Einleitung

Zu Beginn möchte ich Ihnen das Thema dieses Buches „Dialog mit Gestaltung – Dialogisches Gestalten" als eine Art Navigationshilfe aus zwei Perspektiven vor Augen führen: die des Begleiters, der eine Gruppe für einen bestimmten Zeitraum begleitet, und jene der beteiligten Personen[1].

Die Perspektive des Begleiters

Wann immer wir als Therapeuten, Supervisoren, Pädagogen etc. mit mehr als einer Person beruflich in Kontakt treten, ist der Beginn unserer Begegnung sehr entscheidend. Oftmals ergibt sich daraus die weitere Arbeitsbeziehung. Am Beginn stehen üblicherweise die Vorstellung der beteiligten Personen, ihre Erwartungen und Ziele. Ob die Überleitung zum eigentlichen Arbeitsprozess gelingt, hängt oft davon ab, inwieweit die angesprochenen Personen mitzugestalten bereit sind. Oftmals steht hier der Begleiter auf verlorenem Posten. Manch Beteiligter ist noch zurückhaltend oder nicht motiviert, und nicht selten machen sich Widerstände breit. Um in einer solchen Situation zu konstruktiven Ergebnissen zu gelangen, holt der Begleiter jeden einzelnen Beteiligten im Gespräch ab, um sie oder ihn in den gemeinsamen Prozess einzubinden und damit für den weiteren Fortgang zu motivieren. Verbal-kommunikatives Geschick ist hier gefragt, reicht aber nicht immer aus.

Aktion und Interaktion aus zwei Perspektiven

Hier kann eine analoge Form der Kommunikation sehr hilfreich sein, zum Beispiel das Dialogische Gestalten. Die Beteiligten treten dabei in Aktion und Interaktion, stehen dabei aber nicht selbst im Mittelpunkt. Der Begleiter bezieht seine Perspektive aus der Rolle des stillen Beobachters. Das anschließende Feedback

1 Um verständlich zu bleiben, sind die Personenbezeichnungen auf die tradierte männliche Form (generisches Maskulinum) beschränkt – angesprochen sind alle Geschlechter. „Begleiter" bezieht sich auf jene, die diese Übungen praktisch in ihrer Arbeit nutzen, „Beteiligte" steht für die Teilnehmer einer Gruppe.

und die Reflexion über das Geschehene öffnen in kommunikativer Weise die Türen. Für solche Situationen finden sich in dieser Ausgabe Einstiegsübungen als Beispiel.

Die Perspektive des Beteiligten

Aus Perspektive der Beteiligten einer Gruppe sind das Ankommen und der Einstieg in den Gruppenprozess von großer Bedeutung. Nicht allen fällt es leicht, sich gleich zu Beginn verbal einzubringen, sich der eigenen Person gemäß vorzustellen. Andere wiederum nehmen sogleich den Raum für sich ein. Mithilfe des Dialogischen Gestaltens und einer klaren Struktur vermag jeder, seinen Raum zu finden und auch zu nutzen.

Veränderte Sicht führt zu tieferem Verständnis

Dieses Buch möchte mit seinen Beispielen anregen, die analoge Kommunikationsform des Dialogischen Gestaltens in der professionellen Begegnung mit Gruppen so einzusetzen, dass sich ein konstruktives, gegenseitiges Verstehen entwickelt. Diese analoge Ebene der Kommunikation kann neue Perspektiven eröffnen. Sie kann zu einem hilfreichen Instrumentarium für den Begleiter werden und eine neue Sicht und ein tieferes Verständnis für die Beteiligten bewirken.

„Methodenkoffer" mit Übungen

Die Übungen aus diesem Buch, in Einzelschritten beschrieben, sollen dem Begleiter als strukturelle Unterstützung im Prozessverlauf dienen. Bewusst wurde auf eine Bildanalyse und Auswertung der entstandenen Gestaltungen verzichtet; muss dies doch dem kunsttherapeutischen Rahmen vorbehalten bleiben. Zudem ist das Buch für einen breiteren Anwendungsrahmen gedacht. Es will professionell arbeitende Begleiter der verschiedensten Gebiete ermutigen, das Dialogische Gestalten in ihren Methodenkoffer aufzunehmen.

Gliederung des Buches

Das Buch gliedert sich in zwei Teile. Der erste Teil führt kurz und prägnant die Begriffe Dialog, Gestaltung, Dialogische Gestaltung, Zielstellung, Auftrag und die Rolle des Begleiters ein. Ein Leitfaden vermittelt näheres Verständnis zur Gliederung der Übungen. Der zweite Teil beschreibt die einzelnen Übungen anhand von Praxisbeispielen.

Die praktischen Beispiele samt der entstandenen Bilder sind der Lohn meiner langen, fruchtbaren Auseinandersetzung mit dieser Thematik. Möge das Buch Sie, liebe Leser, anregen und motivieren, in Ihrer Arbeit mit Gruppen von dieser analogen Kommunikationsform zu profitieren.

1 Dialog

„Man kann nicht nicht kommunizieren", so lautet eines der fünf Axiome von Paul Watzlawick (1978, S. 50). Eine einzelne Kommunikation sei als Mitteilung zu verstehen, während ein wechselseitiger Ablauf von Mitteilungen zwischen zwei oder mehreren Personen als Interaktion bezeichnet werde. Watzlawick zufolge sind das Material jeglicher Kommunikation keineswegs nur Worte, sondern „Verhalten jeder Art". „Wenn man also akzeptiert, dass alles Verhalten in einer zwischenpersönlichen Situation Mitteilungscharakter hat, d. h. Kommunikation ist, so folgt daraus, dass man, wie immer man es auch versuchen mag, nicht nicht kommunizieren kann" (Watzlawick, 1978, S. 51).

Diese Aussage soll die Grundlage der Annahme bilden für das Dialogische Gestalten: Alles ist im Dialog. Die verbale Kommunikation tritt dabei zunächst in den Hintergrund – anders als bei Watzlawick, für den im unmittelbaren Mitteilungsprozess auch die verbale Kommunikation eine Rolle spielt. Beim Dialogischen Gestalten wird diese durch den Gestaltungsakt selbst ersetzt. Entscheidend ist die verbale Kommunikation hier in der Feedback-Runde und in der Reflexion im Anschluss an den jeweiligen Gestaltungsprozess.

Gisela Schmeer (2006, S. 7) weist auf die Bedeutung der gestalterischen Ebene hin. : „... die Einführung und Förderung eines nicht nur verbalen, sondern auch bildlichen Austauschs in der Gruppe öffnet den Blick für neue Erkenntnisse und ungewöhnliche Zusammenhänge und ist hilfreich bei allen Varianten von Selbsterfahrungs-, Therapie-, Supervisions-, Team-, Institutions-, und Organisationsgruppen, die sich zusammenfinden, um anstehende Fragen zu klären". So kann diese Form der analogen Kommunikation ein zusätzliches Fenster öffnen hin zum gegenseitigen besseren Verständnis und Wegweiser für neue Perspektiven in der zwischenmenschlichen Beziehungsgestaltung sein. Anders als bei Schmeer, wo es im Wesentlichen um Gruppen von Erwachsenen geht, beziehen die nachfolgenden Ausführungen Kinder und Jugendliche und statt ausschließlich Gruppen auch zwei Personen ein.

Der Dialog

Der Dialog versteht sich sinngemäß als Zwiegespräch und wurde früh in seiner Bedeutung als Unterredung und Austausch zwischen zwei Personen verstanden. Das Wort leitet sich ab vom altgriechischen Substantiv „diálogos“ (Unterredung, Gespräch) beziehungsweise dem entsprechenden Verb: sich unterreden (Gemoll, 1965). Der Dialog ist also im ursprünglichen Sinne nicht nur auf zwei Personen bezogen. Er steht für Rede und Gegenrede, Unterredung oder für ein Gespräch von zwei oder mehreren Personen. Der Dialog umfasst nicht nur das verbal Ausgesprochene, sondern auch das gegenseitige Zuhören, die Entwicklung eigener Gedanken und Emotionen und entsprechende verbale und nonverbale Reaktion darauf. William Isaacs (2011) sieht vier Fähigkeiten als wesentlich für einen Dialog an:

- *Zuhören* als das Auf-sich-wirken-Lassen des Gehörten, aus einem inneren Schweigen heraus
- *Respektieren* als das Verzichten auf jede Form von Abwehr, Schuldzuweisung, Abwertung oder Kritik gegenüber den Dialogpartnern
- *Suspendieren* als Erkennen und Beobachten eigener Gedanken, Emotionen und Meinungen, ohne in eine Fixierung zu verfallen
- *Artikulieren* als das Finden der eigenen, authentischen Sprache und des Aussprechens der eigenen Wahrheit

Bezieht man diese vier Fähigkeiten auf das Dialogische Gestalten, so ergibt das folgenden Ablauf:

1. visuelles Zuhören
2. Akzeptieren und Respektieren des individuellen gestalterischen Ausdrucks
3. Suspendieren als gestalterische Impulse in Verbindung mit entsprechenden Emotionen
4. gestalterisches Artikulieren als das Finden des eigenen authentischen gestalterischen Ausdrucks

Im Wesentlichen bestimmen zwei Faktoren, wie intensiv das visuelle Zuhören verläuft: Zunächst bedarf es gerade am Beginn eines Prozesses oft viel Zeit, bis sich die Beteiligten auf die visuelle Ebene einlassen können. Die Art und Weise des Einstiegs in einen Prozess können für den weiteren Verlauf von großer Bedeutung sein. Im nächsten Schritt folgt die Entscheidung, welche Form des Dialogischen Gestaltens eingesetzt wird.

2 Die Bedeutung des Gestaltens

Die Freude am Gestalten ist uns von Natur aus angelegt, Kinder bedienen sich meist ungezwungen dieser Ausdrucksform. Mit dem Erwachsenwerden ging vielen von uns der Zugang zu dieser natürlichen Selbstverständlichkeit verloren. Überlagert vom Alltagsgeschehen, sind Kreativität und Fantasie jedoch nicht gänzlich verschwunden. Gestalterisch-künstlerische Ausdrucksmittel vermögen diese scheinbar verschollenen Fähigkeiten wieder zu wecken und als analoge[2] Kommunikationsform zu nutzen. Im Gestaltungsprozess lassen sich Verhaltensweisen erproben, beobachten und entdecken. Was die verbale Mitteilung verbirgt, wird hier oft sichtbar und deutlich. Im Umgang mit einzelnen künstlerischen Materialien lernen die Gestaltenden sich selbst und die anderen neu kennen – um sich bewusster zu erleben und auch eigene Wertvorstellungen zu entwickeln sowie die eigene Persönlichkeit und die der anderen so anzunehmen und zu sehen, wie sie ist. Gerade auf dem so komplexen Gebiet der zwischenmenschlichen Beziehung und dem gegenseitigen Verständnis kann das Gestalten Fenster öffnen. Ein hilfreicher Weg.

So bedeutsam wie der Prozess des Gestaltens ist das Dargestellte selbst. In der Gestaltung deuten sich Problemkreise, Hoffnung, Träume, Fantasien wie auch neue Lösungsmöglichkeiten für Konflikte und Probleme an. Prozess und Gestaltung zu betrachten, ist ein Schwerpunkt der kunsttherapeutischen Arbeit. „Kunsttherapie ist die therapeutische Anwendung von Kunst. Dies geschieht in der Gestaltung von visuellen Produkten, die symbolische Äquivalente für Erfahrungen, Gefühle, Gedanken und Phantasien bilden" (Dannecker, 2000, S. 11; Schemmel, Selig & Janschek-Schlesinger, 2008, S. 15). Die Übungen zum Dialogischen Gestalten in diesem Buch lenken den Blick mehr auf den Gestaltungsprozess, die Verhaltensweisen der Akteure und den anschließenden verbalen Austausch in Form von Feedback und Reflexion.

Die einzelnen Übungen ließen sich zweifellos vertiefend bearbeiten. Bewusst entschied ich mich dagegen, um sie einem größeren Personenkreis von Begleitern wie etwa Schülern, Supervisanden, Adressaten und allen Interessierten zu öffnen – über den Nutzen für die unmittelbare kunsttherapeutische Arbeit hinaus.

---

2 Analog bezeichnet hier und im Folgenden die gestalterische Ebene.

3 Dialogisches Gestalten

Dialogisches Gestalten ist eine analoge (nonverbale) Kommunikationsform mit gestalterischen Mitteln zwischen zwei und mehreren Personen. Der Einsatz künstlerischer Materialien, der Umgang damit und letztendlich die Ausführung einer Gestaltung sind die Kommunikationsträger – Transporteure im zwischenmenschlichen Austausch. Sie treten an die Stelle der Sprache, der verbalen Kommunikation.

Das Dialogische Gestalten kann für alle Personenkreise eingesetzt werden, immer unter Berücksichtigung der Zielstellung, des Auftrages und in welcher psychischen Verfassung sich die jeweilige Person befindet. Vor allem Letzteres wird entscheidend dafür sein, eine entsprechende Form des Dialogischen Gestaltens zu finden.

Egal welche Form des Dialogischen Gestaltens auch gewählt wird, die Sprache sollte im Verlauf der Gestaltungsprozesse so wenig wie möglich benutzt werden, damit sich ein gestalterischer Dialog entwickeln und entfalten kann. Wenn das Dialogische Gestalten als Möglichkeit einer Begegnung, als Zusammenarbeit mit einem oder mehreren Menschen eingesetzt wird, muss man um die Wirkung der entsprechenden Materialien als kommunikatives Medium wissen. Nur so lassen sich diese professionell in den jeweiligen Prozess einbinden (Schemmel et al., 2008, S. 131 ff.). Mit seiner jeweiligen Wirkung auf die Gestaltenden wird das Material zum Transporteur innerpsychischer Prozesse. Mit seiner Hilfe können die Reaktionen der Beteiligten sichtbar gemacht werden.

Der Dialog beginnt mit dem Aussuchen des Materials. Jedes hat seine Besonderheit. Bereits in der Arbeit mit dem Material entfaltet sich dessen Wirkung, und der Gestaltende versucht, in entsprechender Weise darauf zu reagieren. Ein innerer Dialog schließt sich an, führt zu einer Auseinandersetzung des Gestaltenden mit sich selbst. Wie schnell und tief sich der Gestalter darauf einlassen kann, liegt sowohl am entsprechenden Material als auch am Kontext des Dialogischen Gestaltens. In weiterer Folge kommt es auf die Aufgabenstellung, die Fragestellung und den Fokus an. Das Thema kann entweder von außen gegeben werden, oder der Fokus wird auf die inneren Prozesse gelenkt.

3.1 Formen des Dialogischen Gestaltens

Das Dialogische Gestalten kann in drei Formen eingesetzt werden, die den Gestaltungsprozess in unterschiedlicher Weise beeinflussen:

- direkter Dialog
- indirekter Dialog
- direkter und indirekter Dialog im Wechsel

3.1.1 Direkter Dialog

Diese Form des Dialogischen Gestaltens entspricht dem verbalen Dialog mit dem Wechsel zwischen Sprechen und Zuhören und fordert von den Beteiligten Ausdauer, Akzeptanz und Geduld, und sie müssen sich auch zurücknehmen können.

Es ist ein Gespräch ohne Worte: Eine Person agiert („spricht", in diesem Falle gestaltet), die andere Person beobachtet, nimmt wahr und reagiert gestaltend.

Beide sollten ihre Gestaltung ruhig ausführen können, ohne sich gedrängt zu fühlen oder Rücksicht nehmen zu müssen auf den Partner. Somit richtet sich der Prozess auch darauf, sich gegenseitig einzulassen auf diese Situation und die andere Person. In der anschließenden Feedback-Runde reflektieren die Beteiligten und der Begleiter (Therapeuten, Supervisor etc.), wie der Prozess denn gelang: Konnten beide warten, bis das Gegenüber fertig war? Gingen sie auf das Gestaltete des anderen ein oder gestalteten sie etwas Eigenes? Wie viel Raum hat sich der Einzelne genommen?

Ob das gleiche Material verwendet wird, ob der Gestaltungsprozess zwei- oder dreidimensional geschieht, ob eine gemeinsame Gestaltungsfläche zur Verfügung steht, hängt von der Zielstellung und dem Auftrag ab. In jedem Falle beeinflussen diese Kriterien den Gestaltungsprozess erheblich. Arbeiten die Partner mit dem gleichen Material, finden sie schon darüber eine gemeinsame Ebene. Ist das Material unterschiedlich, müssen die Materialien von der technischen Umsetzung her ähnlich viel Zeit in Anspruch nehmen. Ansonsten kann der Dialog aus rein technischen Gründen ins Stocken geraten. Das strengt zusätzlich an und lenkt die Konzentration von den Personen und deren Ausdruck zu sehr ab. Ist die zeitliche Umsetzung in etwa gleich, kann unterschiedliches Material auch gerade sehr förderlich für den Prozess sein. Indem es auf die Eigenart des jeweiligen Gestalters noch mehr hinweist, vermag die Besonderheit des Materials Konzentration und Aufmerksamkeit zu schärfen. Es kann spannend sein, wie der Partner mit seinem Material reagiert. Die gemeinsame Basis findet sich dann häufig in der ähnlichen Formensprache oder im narrativen Ausdruck. Gibt es zwischen den Partnern keine Gemeinsamkeiten, die für das Dialogische

Gestalten förderlich sind, zeigt sich das bei unterschiedlichen Materialien sehr schnell, die Gestaltungsflächen wirken rasch wie geteilt und unabhängig voneinander (nasse und trockene Materialien zusammen).

Zweifellos wirken auch die Flächen und Räume, in denen sich die Gestaltung vollzieht. Eine gemeinsame Fläche und ein gemeinsamer Raum verbinden und konfrontieren; getrennte Flächen und Räume hingegen distanzieren.

Und schließlich das Setting. Es ist ein Unterschied, ob die Partner sitzen oder stehen, ob sie sich nebeneinander befinden, gegenüber oder über Eck.

Letztendlich sind der Auftrag und das damit in Verbindung stehende Ziel dafür entscheidend, in welcher Art und Weise das Dialogische Gestalten eingesetzt wird.

3.1.2 Indirekter Dialog

Der *indirekte Dialog* ermöglicht gleichzeitiges Handeln. So, als ob in einem Gespräch die Beteiligten gleichzeitig sprechen, gehen sie zur selben Zeit in die Gestaltung und können für sich entscheiden, wie weit sie sich auf den/die Partner einlassen oder eher bei sich bleiben. Außer, die Aufgabe ist vorgegeben, in einen gemeinsamen Gestaltungsprozess zu treten, also von vornherein ein gemeinsames Ergebnis zu schaffen. Dies ginge dann eher in Richtung Projektarbeit.

„Indirekter Dialog" bezieht sich darauf, dass Menschen, die in unmittelbarer Nähe gemeinsam agieren (in unserem Falle gestalten), sich mittelbar beeinflussen. Sie kommunizieren indirekt, indem sie entweder eine Farbe oder eine Form des anderen übernehmen, abwandeln oder verändert gestalterisch wiedergeben. Anders als beim direkten Dialog, wo die bewusste Bezugnahme auf den anderen Teil des Prozesses ist, kann beim indirekten Dialog eine Annäherung an den Partner aus dem Prozess heraus entstehen, und es liegt in den Händen der Beteiligten, wie der Prozess verläuft, wie weit und ob überhaupt ein Aufeinander-Zugehen entsteht. Der Fokus liegt hier auf dem Thema Beziehungsgestaltung. Wie gehen die Partner miteinander um, wie weit beziehen sie sich aufeinander, wie beeinflussen sie sich und lassen sich auf den anderen ein, wer steht mehr in der Führungsposition, wer zieht sich eher zurück, oder steht Harmonie im Vordergrund des Prozesses?

Ebenso wie beim direkten Dialog ist auch das Material entscheidend. Eine gemeinsame Gestaltungsfläche ist in diesem Falle sinnvoll und förderlich für den Prozess.

Eine aktive Beteiligung des Begleiters (Therapeuten, Supervisors ...) am Gestaltungsprozess erweist sich nach jahrelanger Erfahrung für beide Formen des Dialogischen Gestaltens als nicht förderlich – sie lässt keine konstruktive Beobachtung des Prozesses zu. Die Beobachtung ist aber für die jeweilige abschließende verbale Reflexion unumgänglich.

3.1.3 Direkter und indirekter Dialog im Wechsel

Einige der nachstehenden praktischen Übungsbeispiele zeigen den Einsatz von direktem und indirektem Dialog im Wechsel. Der entsprechende Gestaltungsprozess ermöglicht es so den Beteiligten, sich an bestimmten Stellen ganz auf einen Partner einzustellen, um dann wiederum die Aufmerksamkeit mehr auf sich lenken zu können.

3.2 Settings des Dialogischen Gestaltens

3.2.1 Dialogisches Gestalten mit einem Beteiligten und einem professionellen Begleiter

Für den Begriff „Begleiter“ anstelle von Therapeut, Pädagoge, Heilpädagoge, Supervisor, Coach etc. habe ich mich entschieden, um das Buch einem weiten Personenkreis zu öffnen. Das Dialogische Gestalten, wie schon der Überschrift zu entnehmen ist, kann in verschiedenen Settings in verschiedenen Kontexten eingesetzt werden, überall dort, wo es um Kommunikation geht. Die Erfahrung zeigt, dass das Dialogische Gestalten als analoge Kommunikationsform in vielen Situationen für die Beteiligten aufschlussreicher, einprägsamer und hilfreicher ist, als es die verbale Form sein kann.

Die Frage nach dem Setting ist hier entscheidend, in welchem Kontext das Dialogische Gestalten eingesetzt wird, und welche Rolle der Begleiter bekleidet, als Pädagoge, Heilpädagoge, Therapeut, Supervisor. Als hilfreich hat sich erwiesen, vorsichtig an diese analoge Form der Kommunikation heranzuführen, und dass der Begleiter in eine zurückhaltende Position geht. Das lässt den Gestaltern ihren Freiraum und auch die nötige Zeit, sich auf das neue kommunikative Medium einzustellen.

Dialogisches Gestalten entwickelt sich zwischen Beteiligtem und professionellem Begleiter gleichermaßen nonverbal. Der Teilnehmer setzt sein eigenes Thema mit dem entsprechenden Material um. Es entsteht der Dialog zwischen Material und Beteiligtem, der innere Dialog schließt sich an. Parallel dazu tritt der Begleiter mit dem Teilnehmer so in Kontakt, dass er versucht, den Beteiligten atmosphärisch zu erfassen, um dies seinerseits gestalterisch umzusetzen[3]. Im Anschluss an diesen Prozess erfolgt ein verbaler Austausch über den Prozess anhand der entstandenen Gestaltungen. Hierbei ist es wichtig, nicht in die Interpretation zu gehen, sondern die Gestaltungen als dialogischen Ausdruck zu nutzen.

3 Siehe Begleitetes Malen nach Bettina Egger (Egger, 1998).

Eine Klientin gestaltet in der Kunsttherapie mit Ölpastellkreide ein Blatt (A3). Sie verwendet die Farben (Rot, Orange, Ocker, Blau) immer im Wechsel, zudem wechselt sie ständig die Stellen, die sie gerade gestaltet. Es entsteht ein Hin und Her, von einem zum anderen. In meiner Gestaltung versuche ich, mit einem Fineliner das Wahrgenommene nachzuvollziehen, und am Ende entstehen Linien, die eine Pendelbewegung ergeben. Als die Klientin meine gestaltete Wahrnehmung betrachtet, kam ihr der Gedanke, eine Brücke in ihre Gestaltung zu setzen, um die Teile zu verbinden. Ihre Aussage dazu: „Nun bin ich fertig und auch zufrieden, die Verbindung war es, die mir fehlte".

Ich habe bei meiner Gestaltung nicht versucht, für sie eine Lösung zu finden, ich spiegelte nur das gestalterisch, was in meiner Wahrnehmung ankam. Ich trat so in einen direkten Dialog mit der Klientin (siehe Kap. 3.1.1). Sie konnte für sich selbst entscheiden, was sie von meiner Gestaltung aufnimmt, und wie sie es für sich in ihren eigenen Prozess integriert. Erst im Anschluss äußerte ich meine Wahrnehmung verbal.

3.2.2 Dialogisches Gestalten von Beteiligten, Familien und Gruppen

Der Dialog zwischen zwei oder mehreren Personen eröffnet Möglichkeiten, die in Einzelsituationen nicht umsetzbar und erfahrbar sind. Eine Gruppensituation bietet einen differenzierten und erweiterten Austausch. Verschiedene Verhaltensweisen für ein und dieselbe Situation treffen aufeinander, können so neue Sichtweisen eröffnen und zu einem Perspektivwechsel der Beteiligten führen. Ebenso vermögen die verschiedenen Erfahrungen der Gruppenmitglieder eigene Sichtweisen zu erweitern, Unterstützung und Verständnis können erlebt werden. Hobbs schreibt in seinem Beitrag zur Gruppen-bezogenen Psychotherapie: „Als Mitglied einer Gruppe lernt der Einzelne, was es heißt, emotionelle Unterstützung und Verständnis auf neuere und reifere Weise zu geben und zu erhalten. Das Selbst wird neu definiert, der jenem nicht unähnlich ist, der anfänglich das Bedürfnis geschaffen hat, die Wahrnehmung vom Selbst und die Wahrnehmung von Selbst in Beziehung zu anderen zu verzerren" (Hobbs in Rogers, 1998, S. 266). Für Hobbs ist das „die unwiderstehlichste Eigenschaft der Gruppentherapie" (Hobbs in Rogers, 1998, S. 266). Diese Eigenschaften lassen sich auf Gruppen in Settings außerhalb des psychotherapeutischen Kontextes feststellen, wie auch im Zusammenhang mit dem Dialogischen Gestalten.

Direkter wie indirekter Dialog können in einer Gruppe ebenfalls eingesetzt werden. Aus Erfahrung ist ein dialogischer Gestaltungsprozess für die einzelnen Beteiligten nur dann konstruktiv, wenn nicht mehr als sechs Personen an diesem Prozess beteiligt sind. Bei mehr als sechs Teilnehmern sollte man Kleingruppen bilden, vor allem beim indirekten Dialog, wo die Beziehungsgestaltung im Vordergrund steht. Ansonsten könnte der Prozess schnell oberflächlich werden und in ein dekoratives Gestalten übergehen.

Beim direkten Dialog reichen erfahrungsgemäß vier Personen aus, da die Beteiligten stets warten müssen, bis der Gestalter fertig ist. In der Gruppe kommen so leicht Ermüdung und Konzentrationsschwäche auf, und es fällt den Beteiligten zunehmend schwer, sich auf den jeweils Gestaltenden einzulassen.

Beim Setting wäre darauf zu achten, dass allen nicht nur die gleichen Materialien, sondern auch gleich viel Platz und Raum zur Verfügung stehen. Wie bereits im Kapitel „Zur Rolle des professionellen Begleiters" erwähnt, gibt dieser den äußeren Halt, die Beteiligten sind ihre eigenen Experten für den Prozess.

3.3 Bedeutung von Zielstellung und Auftrag

Zielstellung

Unter Zielstellung versteht man eines oder mehrere schriftlich oder mündlich formulierte Ziele, die realistisch umsetzbare Veränderungen, Handlungen, zukunftsbezogene Perspektiven für die Beteiligten ergeben sollten. Die Zielstellung wird mit dem Auftrag zu Beginn eines Begleitungsprozesses vereinbart.

Die Frage nach der Zielstellung ist beim Dialogischen Gestalten grundlegend. Ansonsten droht schnell die Gefahr der Beliebigkeit im Sinne von Beschäftigung, und die eigentliche Wirkung dieser nonverbalen Kommunikationsform geht verloren. Mit welchem Ziel gelangt diese Kommunikationsform zum Einsatz, was kann der Gestaltungsprozess bewirken, was die verbale Kommunikation nicht erreichen kann? Wird das mit den Beteiligten vereinbarte Ziel durch den Gestaltungsprozess in seiner Umsetzung unterstützt, wird es greifbarer? Zu beachten ist überdies der jeweilige Kontext, in den der Gestaltungsprozess einbezogen wird (therapeutisch, pädagogisch, supervisorisch etc.). Wie es die Beteiligten vermögen, sich auf die gestalterische Ebene einzulassen, und in welcher psychischen Verfassung sie sich befinden, muss ebenfalls berücksichtigt werden. Bietet der Gestaltungsprozess den Beteiligten die Möglichkeit, dem vereinbarten Ziel näherzukommen?

Auftrag

Der Auftrag ist eine schriftliche oder mündliche Vereinbarung zwischen dem Begleiter, den Beteiligten und/oder Bezugspersonen (etwa bei Kindern und Jugendlichen). Die Vereinbarung formuliert das Anliegen und die Zielstellung der Beteiligten und/oder Bezugspersonen und bildet die Grundlage für das weitere Vorgehen des Begleiters.

Die Frage nach der Auftragsklärung entstammt der systemisch-familientherapeutischen Arbeitsweise. Innerhalb der Prozesse, vor allem am Beginn einer Zusammenarbeit, wird dem eine entscheidende Rolle zugewiesen. Folgende Grundfragen können bei der Klärung des Auftrags hilfreich sein: Wer will was? Wer ist der Auftraggeber? Von wem, ab wann, bis wann, wie viel, wozu, mit wem, gegen wen? Besonders nützlich können auch Umkehrungen dieser Fragen sein, wie etwa: Wer will nichts, was nicht ...? (vgl. Schlippe & Schweitzer, 1996, S. 148). In meiner langjährigen Arbeit stellte sich immer wieder heraus, wie wichtig es ist, die Frage nach dem Auftrag rechtzeitig und transparent geklärt zu haben. Die hier beschriebenen Übungen konnte ich so gezielter für die Beteiligten einsetzen.

3.4 Rolle des professionellen Begleiters

Die Rolle der Person, die diese Form der Kommunikation einbringt, ist ganz entscheidend. Namentlich geht es um vier Aspekte:

1. Erfahrung mit (künstlerisch) gestalterischen Materialien
2. Nondirektiver Beobachter
3. Unterstützer, technischer Ratgeber
4. Wegweiser

1. Erfahrung mit gestalterischen Materialien

Erfahrung im Umgang mit gestalterischen Materialien ist unumgänglich, nur so ist die Wirkung der einzelnen Materialien auf die jeweiligen Personen abschätzbar. Professioneller Umgang und Einsatz von gestalterischen Materialien ist gefordert und will gut überlegt sein. Ein unwissender oder oberflächlicher Einsatz kann erfahrungsgemäß ebenso zu Oberflächlichkeit und Unachtsamkeit bei den Beteiligten führen. Damit geht die tatsächliche Wirkung von Materialien verloren und bleibt entsprechend ungenutzt. Die Beteiligten können sich nicht entsprechend auf den Prozess einlassen und oftmals endet der Prozess in Beliebigkeit. Wie oben beschrieben, üben gestalterische Materialen per se ihre Wirkung auf Menschen aus, die mit ihnen umgehen. Über den Dialog mit einem Material können so schnell unbewusste Themen an die Oberfläche gelangen. Dessen muss sich die Person, die dieses Medium einsetzt, immer bewusst sein. Nur so kann sie oder er situationsentsprechend reagieren und den Gestalter professionell begleiten.

2. Nondirektiver Beobachter

In Anlehnung an das „Aktive Zuhören" wird der Begleiter im Gestaltungsprozess zum stillen Beobachter. Können sich die Gestalter auf den dialogischen Gestaltungsprozess einlassen und diesen auch für sich in einer entsprechend annehmbaren Weise zu Ende führen, nimmt sich der Begleiter im Verlauf des Gestaltungsprozesses zurück und tritt erst in der anschließenden Reflexionsrunde in Erscheinung.

3. Unterstützer und technischer Ratgeber

Hinweise, Unterstützungen erfolgen vom Begleiter dort, wo technische Fragen auftauchen, oder Störungen durch die Gestalter selbst, wie etwa emotionale Veränderungen, die durch den Gestaltungsprozess ausgelöst wurden.

4. Wegweiser

In der Feedback-Runde tauchen in der Regel Themen, Äußerungen der Beteiligten auf, die der Begleiter für sich sammelt und im Anschluss aufgreifen kann, um sie dem Ziel und dem Auftrag entsprechend weiterzuführen. Zur verbalen Betrachtung mit den Beteiligten stehen ihm bestimmte Fragetechniken zur Verfügung (Kindl-Beifuß, 2011). Es bedarf einiger Übung, die richtigen Fragen an der richtigen Stelle zu setzen. Es ist jedoch sehr hilfreich, da das gemeinsame Suchen nach Ressourcen Möglichkeiten zu Veränderung, Lösungen, Orientierung und Richtungsmöglichkeiten bietet. „Die richtige Frage am richtigen Ort kann eine starke therapeutische Intervention sein" (Prior, 2006, S. 49). Wie dabei die verbale Kommunikation eingesetzt wird, bestimmt auch wesentlich die Wirkung und mögliche Veränderung mit, die mit dem Prozess einhergehen (vgl. Watzlawick, Weakland & Fisch, 1974). „Eine schöne Sprache ist ein Zaubermittel im Umgang mit anderen Menschen. Sie kann ein Lächeln beim anderen erschaffen, sein Interesse anregen oder in eine sanfte Nachdenklichkeit einladen, zum Träumen bringen oder auch einen glühenden Lavastrom neuer Gedanken fließen lassen", meint dazu Carmen Kindl-Beilfuß (2011, S. 12).

Das Dialogische Gestalten ist in seiner analogen Form alleine schon für sich ein kommunikativer Türöffner. Ist jenes der Hauptgang des kommunikativen Menüs, kommt die verbale Kommunikation als Nachspeise mit dem Sahnehäubchen dazu.

Die „Lösungsorientierte Gesprächsführung" hat sich in diesem Zusammenhang als sehr zielführend und effektiv erwiesen, ist aber „dabei nicht auf Beratung im engeren Sinne beschränkt, sondern kann in vielfältigen Kontexten überall da eingesetzt werden, wo Menschen gefördert oder stabilisiert werden sollen" (Schmitz, 2009, S. 15).

Beispiel: Setting Supervision, zwei Mitarbeiterinnen einer Einrichtung arbeiten gut zusammen, doch an einigen Stellen funktioniert es aus unverständlichen Gründen nicht. Die Störung ist so groß, dass ein normaler Arbeitsablauf zu diesem Zeitpunkt nicht möglich ist. Ziel: Was stört aufdecken; Auftrag: An der Störung arbeiten und diese betrachten.

Die Gestalterinnen treten in einen indirekten Dialog. Sie gestalten auf einem gemeinsamen Blatt und wählen dabei die Ölpastellkreide. Ihre Aufgabe ist es, jede nach ihrer Art gemeinsam einen großen Kreis auszugestalten, der in Segmente geteilt ist. In der anschließenden Feedback-Runde äußert sich eine der Gestalterinnen, sie habe wahrgenommen, wie eine der Partnerinnen Gestaltungen von ihr übernahm. Das habe sie zunehmend gestört und ganz aus ihrem eigenen Konzept gebracht. Sie wollte aber den Prozess nicht unterbrechen und kam sich „blöd" vor, das anzusprechen. Die Gestalterin entschuldigte sich, dass sie es an dieser Stelle nun doch zugab. Nach dem Feedback bedankte ich mich, dass die Supervisandinnen auch Themen ansprachen, die offenbar unangenehm sind. Meine Frage an die betreffende Gestalterin: Sie sagten vorhin [...]. Wenn Sie an Ihren Arbeitsalltag denken, wann und in welchem Zusammenhang ist Ihnen dies schon mal begegnet? Die Supervisandin konnte mehrere Beispiele anführen – ein entscheidender Schritt auf dem Wege zum Ziel.

Anmerkung: Ich hätte bereits in der Feedback-Runde die Frage stellen können, doch meiner Erfahrung nach brauchen die Beteiligten erst ihren Raum, damit sie einzelne Wahrnehmungen überhaupt aussprechen können. Ein zu schnelles Agieren von meiner Seite hätte die Beteiligte womöglich in eine Rechtfertigungssituation gebracht. Das Gesagte würde dadurch rasch zu etwas Bedeutungsvollem, oftmals zu früh - für die Beteiligte irritierend.

3.5 DaG-Modell (Dialog-Gestalten-Modell)

Das *Dialog-Gestalten-Modell*, kurz *DaG-Modell*, soll den Begleiter in seiner Prozessbegleitung unterstützen und besteht aus den folgenden vier Phasen:

Phase – Ankommen/Einstieg

Hier geht es um die einzelnen Personen und darum, einen Platz in diesem Setting zu finden. Die Beteiligten

- kennen sich nicht, stellen sich vor
- machen sich vertraut mit dem Dialogischen Gestalten, also mit dieser anderen Form der Kommunikation
- finden eine eigene Gestaltungssprache

Gerade Personen, denen diese analoge Form der Kommunikation nicht vertraut ist, sollte man langsam in dieses neue Medium einführen und ihnen dazu die nötige Zeit lassen. Bei einigen Übungen muss man diese Phase wiederholen, damit sich die Beteiligten mehr auf sich beziehen können. So wird es ihnen möglich, den unmittelbaren Kontakt zu den anderen wieder aufzunehmen.

Phase – Kontaktaufnahme

In dieser Phase begegnen sich die Beteiligten im indirekten oder direkten Dialog im Gestaltungsprozess; es kann ein vorsichtiges Herantasten sein, das vielfach noch mit Rücksichtnahme des anderen einhergeht.

Phase – Interaktion/Intensivierung des Kontakts

Die Beteiligten sind in Aktion; anfängliche Widerstände gegenüber dieser analogen Kommunikationsform sind in der Regel abgebaut.

Phase – Verbaler Austausch

Dieser geschieht durch *Feedback* und *Reflexion*. Zu Beginn ist es dabei wichtig, die entsprechenden Regeln aufzustellen. Die „W"-Fragen aus dem Auftrag sollte der Begleiter gut im Auge behalten. Die Wahrnehmung bezieht sich immer nur auf die Person, die die Aussage macht; ebenso verhält es sich mit der Wirkung und einem ausgesprochenen Wunsch.

Durch das *Feedback* teilen die Beteiligten sich gegenseitig mit, wie sie die Verhaltensweisen der anderen wahrnehmen. Jeder erhält dadurch die Gelegenheit zu erfahren, wie er auf die anderen wirkte, und kann so sein Selbstbild mit dem Fremdbild abgleichen. Jedem Beteiligten steht es natürlich offen, wie weit er dies tun möchte.

In der *Reflexion* wird der gesamte Prozess nochmals betrachtet: Welche Themen tauchten auf? Wo gab es Spannung, wo Gemeinsamkeiten?

4 Navigationshilfe für Übungen zum Dialogischen Gestalten

Die folgende Zusammenstellung der verschiedenen Übungen zum Thema Dialogisches Gestalten erhebt keinen Anspruch auf Vollständigkeit, sie ist eine Sammlung jahrzehntelanger kunsttherapeutischer und supervisorischer Arbeit mit Menschen unterschiedlicher Art. Es geht auch nicht darum, die einzelnen Übungen genau zu übernehmen und auszuführen. Je nach Einsatz und Situation sind Abwandlungen möglich. Angaben zum zeitlichen Ablauf sind nur an bestimmten Stellen angeführt. Hängt dieser doch auch von dem jeweiligen Kontext ab, in dem das Dialogische Gestalten geschieht. Eines jedoch ist entscheidend: Die Methodik muss professionell eingesetzt werden.

Dargelegt werden die Übungen nach

- Ziel
- Zielgruppe
- Material
- Vorgehensweise.

4.1 Ziel und Zielgruppen

Die Ziele sind absichtlich sehr weit gefasst, denn die genaue Zielstellung hängt immer vom jeweiligen Kontext ab, in dem das Dialogische Gestalten seinen Platz findet.

Ebenso verhält es sich mit den Zielgruppen. Alle genannten Übungen können auf den anzusprechenden Personenkreis zugeschnitten werden. Die im weiteren Verlauf genannten Zielgruppen basieren auf Erfahrungswerten.

Auf die Wirkung von Materialien wies ich schon an anderer Stelle hin. Um den Rahmen dieses Buches nicht zu sprengen, wendet sich das folgende Kapitel in kurzer Form nur jenen Materialien zu, die in den beschriebenen Übungen Verwendung finden.

4.2 Der Einsatz von Materialien

Bleistift, Graphitstift: Dieses Material ist meist vertraut und bekannt für das Vorzeichnen; Überlegung und Genauigkeit stehen damit in Verbindung. Je nach Stärke des Auftrags lassen sich verschiedene Grautöne erzeugen, Emotionen erahnend. Dieses Material verführt eher zur Objektgestaltung, zum narrativen Bildcharakter, die Möglichkeit des Wegradierens verleitet zum Weglöschen eines ungewollten Bildmotives. Der Einsatz für eine freie Gestaltung mag eine Herausforderung darstellen, nach Überbrückung der Hürde aber zur Befreiung führen. Es kann ein Prozess der Intensität im Wechsel mit spielerischen Elementen entstehen.

Buntstifte bringen Farbe ins Geschehen und damit auch Emotionen, doch bleibt meist der zeichnerische Charakter erhalten; das Wegradieren wird hier erschwert.

Fineliner erzeugen eine graphische Wirkung, ermöglichen eine Verdichtung durch die Schraffur, aber keine Abstufungen in Grautönen. Weglöschen ist nicht möglich, was gestaltet wird, muss bleiben.

Der Eddingstift unterstützt großformatige, großzügige graphische Gestaltungen.

Wachskreiden leisten bei der Gestaltung einen gewissen Widerstand, je größer und intensiver der Druck, mit dem sie aufgetragen werden, umso kräftiger ist der Farbeffekt – je zaghafter der Umgang mit diesen Kreiden, umso schwächer die farbliche Wirkung. Ihr Vorteil ist, dass sie auch bei kräftigerem Einsatz nicht so leicht brechen und somit selbst eine Art Widerstand leisten. Verwischen und vermischen auf dem Blatt ist nur schwer möglich, die aufgetragenen Farben lassen sich auch nicht vom Blatt entfernen.

Pastellkreiden sind das genaue Gegenstück zu den Wachskreiden. Sie erfordern einen sanften Umgang im Auftragen auf das Papier. Diese Kreiden brechen leicht, leisten also nur geringen Widerstand. Im Gegensatz zur Wachskreide kann man die Pastellkreide auf dem Blatt leicht verwischen, Farbübergänge erzielen, Farben auf dem Papier mischen. Gestaltungen sind so jederzeit veränderbar. In ihrer Wirkung ist die Pastellkreide der Aquarellfarbe sehr ähnlich, nur in einer trockenen Form.

Ölpastellkreiden liegen in ihrer Handhabung genau zwischen den Wachskreiden und Pastellkreiden. Mit diesem Material ist sehr rasch eine hohe Farbintensität erreichbar, ohne allzu fest auftragen zu müssen. Die Kreiden können auch brechen, aber nicht so leicht wie die Pastellkreiden. Ein Verwischen ist möglich, wobei dieses Material verdichtet und nicht die transparente Wirkung der Pastellkreiden ergibt. Im Dialogischen Gestalten gelangen sie häufig zum Einsatz, die Beteiligten nehmen sie meist problemlos an.

Aquarellfarben zählen nicht umsonst zu den besonderen Materialien. Ihre Leuchtkraft und transparente Wirkung übt für sich eine Faszination aus, wobei die entsprechenden Techniken (nass in nass; Schichtentechnik) in der Umsetzung eine nicht unerhebliche Rolle spielen. Sollen bestimmte Effekte in der Gestaltung erzielt werden, ist es hilfreich, wenn man diese beiden Techniken gezielt einsetzen kann. Ohne dieses Material zu kennen, sind die Aquarellfarben für eine spontane Gestaltung weniger geeignet, hinzu kommt die Kostenfrage.

Wasserfarben sind in der Regel den Beteiligten bekannt, schon aus Kindergarten und Schule. Der Umgang mit diesem Material ist leicht, sie können aber weder die transparente Wirkung noch die Leuchtkraft der Aquarellfarbe erreichen. Für spontane Gestaltungen, einige Übungen zum Dialogischen Gestalten, sind sie jedoch sehr gut geeignet, denn einer bestimmten Technik bedürfen sie nicht.

Gouachefarben können wie die Wasserfarben eingesetzt werden, verdichten aber die Farben bei verstärkten Auftrag. Transparenz ist ebenso möglich.

Acrylfarben sind in der Konsistenz schwerer als Gouachefarben und schneller deckend. Achtung, sie trocknen rasch. Bei Acrylfarben sollte man stärkeres Papier verwenden. Sie sind deckend, können auch anstatt von Pinsel mit der Spachtel aufgetragen werden. Sie eignen sich auch für Malgründe wie Leinwand oder Holz.

Ton ist ein ganz besonderes Material und vielfältig in Einsatz und Wirkung. Es würde den Rahmen sprengen, hier auf all die Bedeutungen dieses Materials einzugehen. Nur so viel sei an dieser Stelle erwähnt: Ton ist in seiner Wirkung sehr unmittelbar, denn er wird mit den Händen bearbeitet. So stellt er rasch eine große Nähe zum Gestalter her – einer der Gründe, weshalb einige Menschen dieses Material als sehr meditativ, andere eher als abstoßend empfinden.

4.3 Vorgehensweise

Viele der angeführten Übungen sind bezüglich ihrer Vorgehensweise in einzelne Schritte unterteilt. Die Untergliederung ist aber nicht als Unterbrechung, sondern als Hilfestellung für den Begleiter und als Möglichkeit zur individuellen Veränderung zu verstehen. Die angeführten Hinweise ergeben sich aus den Erfahrungswerten, sie sind ein „Kann“ und kein „Muss“.

Die nachfolgenden Übungen können mit zwei Personen wie auch in der Gruppe durchgeführt werden. Auf alle trifft das DaG-Phasenmodell zu. Es soll den Begleiter in seiner Prozessbegleitung unterstützen.

5 Praktische Übungen zum Dialogischen Gestalten

5.1 Dialogisches Gestalten mit zwei Personen

Das Dialogische Gestalten mit zwei Personen erfordert vom Begleiter eine große Achtsamkeit, kann es doch sehr rasch zu einer großen Nähe der Beteiligten kommen. Bei der Wahl der entsprechenden Übung berücksichtigen Sie dabei, ob sich die Beteiligten bereits kennen oder noch keinen Kontakt hatten.

5.1.1 Zwei Personen, die sich noch nicht kennen, treten in einen gestalterischen Dialog

Treten zwei Menschen in Kontakt, die sich noch nicht kennen, stellen sie sich üblicherweise einander vor. Dabei hängt es vom jeweiligen Kontext ab, was und wie viel man dem anderen von sich selbst mitteilt. Ersetzt das Dialogische Gestalten an dieser Stelle die verbale Kommunikation, wird der Kontext ebenso bestimmend für das Dargestellte sein. Was führt diese Personen in diesem Setting zusammen, was verbindet sie, gibt es einen gemeinsamen Auftrag? Diese Themen sind für Sie als Begleiter im Vorfeld bedeutend, um den Beteiligten den für sie nötigen Raum zur gegenseitigen Vorstellung zu schaffen.

Übung 1: Vorstellung mit Dialogischem Gestalten

Voraussetzung für diese Form der Vorstellung ist, dass die Beteiligten sich auf das Dialogische Gestalten in der Phase der ersten Kontaktaufnahme einlassen wollen.

Ziel: analoge Vorstellung und erste Begegnung
Zielgruppe: Kinder, Jugendliche, Erwachsene
Material: großes Blatt, Ölpastellkreiden, Klebeband

Vorgehensweise:

Schritt 1

Phase – Ankommen/Einstieg
Teilen Sie den Beteiligten die einzelnen Schritte mit sowie die Regeln im gegenseitigen Umgang; was in diesem Zusammenhang festzulegen ist, entscheiden Sie je nach Alter der Personen und abhängig vom jeweiligen Kontext.

Lassen Sie die Beteiligten vor einem Tisch die Sitzposition einnehmen, die ihnen angenehm ist; auf dem Tisch haben Sie das große Blatt befestigt, die Ölpastellkreiden für beide Personen erreichbar bereitgelegt. Jede Person soll sich zwei bis drei Lieblingsfarben aussuchen und im direkten Dialog zuerst ihren Namen gestalten, im Anschluss, was sie mit den gewählten Farben verbindet.

Schritt 2

Phase – Kontaktaufnahme + Phase – Interaktion/Intensivierung des Kontakts
Bitten Sie die Beteiligten nun, im indirekten Dialog die verbleibenden freien Stellen den Blattes auszugestalten, lassen Sie dafür 15 Minuten Zeit - das Blatt muss nicht ganz ausgestaltet werden. Anschließend drehen die Beteiligten das Blatt so, dass jeder den Namen und das Gestaltete des Partners vor sich hat.

Phase – Verbaler Austausch
Feedback-Runde und Reflexion: Lassen Sie die Partner im Wechsel die Namen des anderen vorlesen, und ihre Wahrnehmung mitteilen, bezogen auf die andere Person und ihre Gestaltung. Geben Sie dieser die Möglichkeit zur Stellungnahme: Was wollte der jeweils Gestaltende selbst darstellen, wie kam die Rückmeldung an? Wichtig: Achten Sie darauf, dass die Beteiligten wertfrei in ihren Aussagen bleiben, und es nicht gleich zu Beginn zu negativen Aussagen kommt.

In einer Kunsttherapiegruppe hatte ich vier Teilnehmer, die regelmäßig einmal die Woche kamen. Es kündigte sich eine neue Teilnehmerin an. Zu diesem Termin, an dem die neue Klientin Frau M. erstmals erschien, herrschte Schneetreiben, und es war nur einer der anderen Klienten, Herr S., dabei. So ergab es sich, dass ich mit zwei Personen, die sich noch nicht kannten, diese Sitzung begleitete. Frau M. wollte, wie sie sagte, „sich nicht groß vorstellen, ich möchte das über das Bild ...“. Ich stellte den Beteiligten die Vorstellungsübung vor, und Frau M. und Herr S. konnten sich darauf einlassen. In der abschließenden Runde zu Feedback und Reflexion äußerte Frau M., sie wünsche sich immer so eine Vorstellung, „ich hätte nie gedacht, wie viel ich von meinem Partner erfahren kann und er von mir, ohne dass wir über uns viel geredet haben ...“.

5.1.2
Zwei Personen, die sich kennen, treten in einen gestalterischen Dialog

Zwei Personen, die bereits in Kontakt getreten sind, möglicherweise auch schon Erfahrungen ausgetauscht haben, haben sich von der anderen Person innerlich ihr eigenes Bild gemacht. Hier spielt das Thema Selbstbild und Fremdbild eine wichtige Rolle.

Übung 2:
Dialogisches Portrait

Der Begriff Portrait ruft bei vielen Personen einen Leistungsanspruch hervor, worauf nicht selten Äußerungen wie „Das kann ich nicht!" folgen. Bei dieser Übung geht es aber nicht um eine genaue Abbildung des Partners, sondern um das Aufnehmen der Person, die gegenüber sitzt. So soll kein Portrait im klassischen Sinne entstehen. Dies würde ein zeitlich intensiveres Herangehen erfordern, was natürlich im künstlerischen als auch im therapeutischen Setting ohne Frage ein großer Gewinn sein kann. Hier jedoch geht es um Wahrnehmung, Einfangen von Beobachtungen, Sehen mit dem inneren Auge.

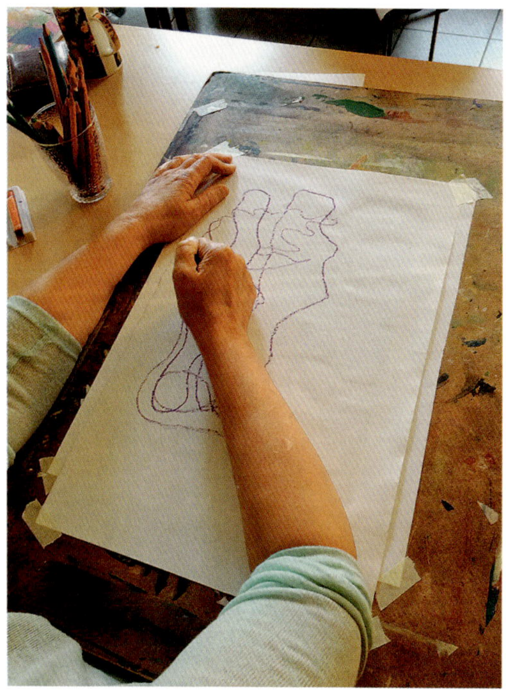

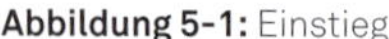

Abbildung 5-1: Einstieg

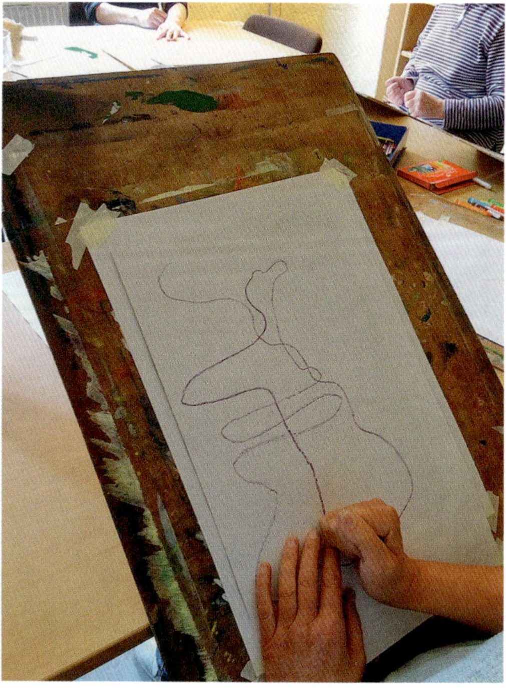

Abbildung 5-2: Einstieg

Ziel: Umsetzung der eigenen Wahrnehmung, Akzeptanz; Erfassen einer anderen Person.
Zielgruppe: Jugendliche, Erwachsene.
Material: Zeichenpapier in handlicher Größe, auf stabilen Unterlagen befestigt; Graphitstifte, Bleistifte, Klebeband.

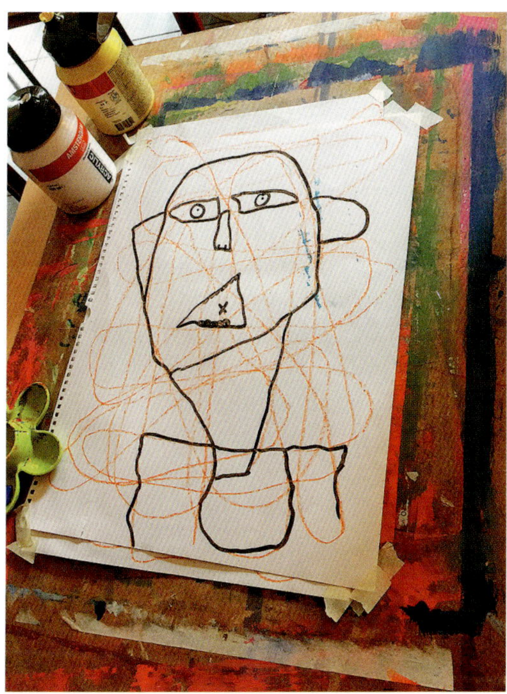

Abbildung 5-4: Intensivierung des Kontaktes

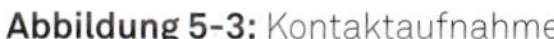

Abbildung 5-3: Kontaktaufnahme

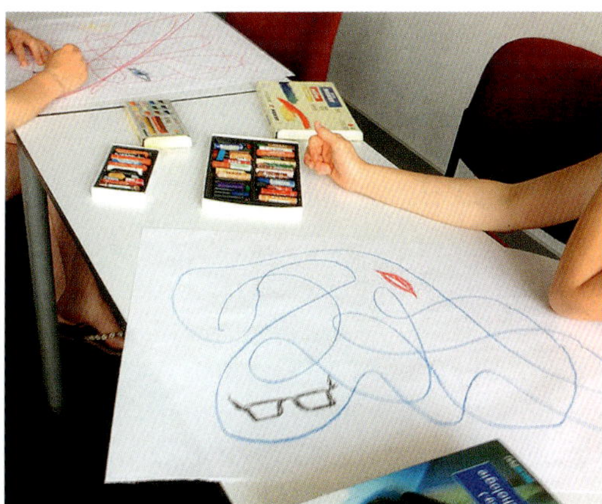

Abbildung 5-5: Kontaktaufnahme

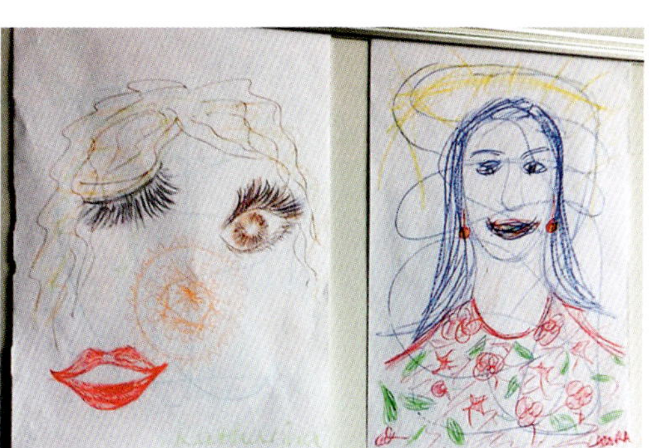

Abbildung 5-6: Fertiggestelltes dialogisches Portrait

Vorgehensweise:

Bitten Sie die zwei Personen, sich so an den Tisch zu setzen, dass sie sich gegenseitig betrachten können; die Unterlage mit dem Zeichenpapier halten die Gestaltenden mit einer Hand, oder Sie stellen ihnen Tisch-Staffeleien zur Verfügung.

Phase – Ankommen/Einstieg
Lassen Sie die Beteiligten zunächst auf einem losen Extrablatt mit dem Stift einfache Linien zeichnen, ohne den Stift abzusetzen (Dauer: etwa 4–5 Minuten) (**Abbildung 5-1 und 5-2**).

Phase – Kontaktaufnahme
Im Anschluss wechseln Sie zu befestigtem Zeichenpapier. Die Beteiligten sollen nun ihr Gegenüber zeichnen. Verdeutlichen Sie den beiden, dass kein klassisches Portrait entstehen muss - Nase, Mund, Augen können auch verschoben oder auch nur teilweise abgebildet werden (**Abbildung 5-3 und 5-5**).

Phase – Interaktion/Intensivierung des Kontakts
Die entstandene Gestaltung wird weitergeführt (**Abbildung 5-4**). Sagen Sie den Beteiligten nun, sie mögen sich auf das konzentrieren, was ihnen beim Partner besonders wichtig ist, was den anderen jeweils aus ihrer Perspektive ausmacht – das Einfangen einer Momentaufnahme, verschmolzen mit der Wahrnehmung des Gestalters (**Abbildung 5-6 und 5-7**).

Der Prozess sollte nicht länger als eine halbe Stunde gehen, da sonst diese Übung ins klassische Portraitgestalten übergeht.

Phase – Verbaler Austausch
Schließen Sie die Übung mit der Feedback- und Reflexionsrunde ab (**Abbildung 5-8 bis 5-10**).

In einer meinen kunsttherapeutischen Gruppen setzte ich diese Übung über einen längeren Zeitraum ein (einmal wöchentlich, ein Vierteljahr lang). Zu Beginn beschäftigten wir uns mit dem „Blindgemalten Portrait", mit Schnörkelbildern, und danach mit dieser Übung.
Es war trotz der genannten Vorübungen für die Beteiligten eine Herausforderung, sich auf diese Übung einzulassen. Frau K. und Frau P., die gemeinsam gestalteten, hatten beide Sorge, mit ihrer Gestaltung einander zu verletzen. In der Abschlussrunde stellten sie fest, sie hätten noch nie einen Menschen so genau betrachtet, und dass es in der doch knappen Zeit möglich sei, wesentliche Wahrnehmungen aufs Papier zu bringen. Für Frau P. war der Hinweis besonders hilfreich, dass es um keine anatomisch genaue Abbildung gehe, sondern um wahrgenommene Details. Daraufhin konnte sie lockerer an die Aufgabe herangehen. Nach eigenen Aussagen „eine einmalige Erfahrung".

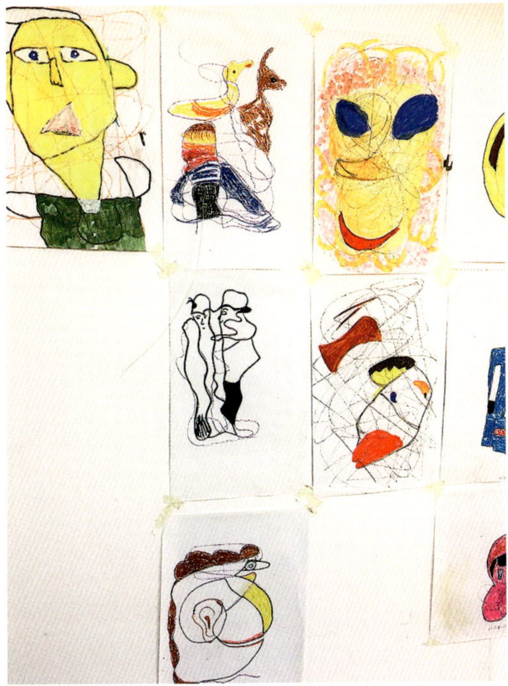

Abbildung 5-7: Fertiggestelltes dialogisches Portrait

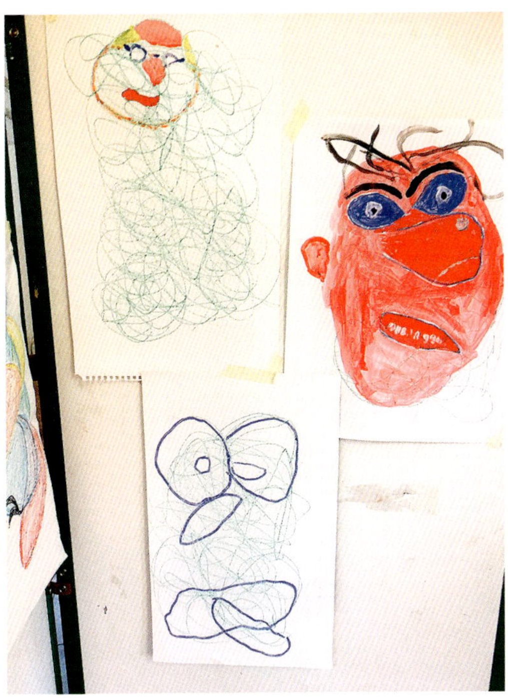

Abbildung 5-8: Portraits bereit für den verbalen Austausch

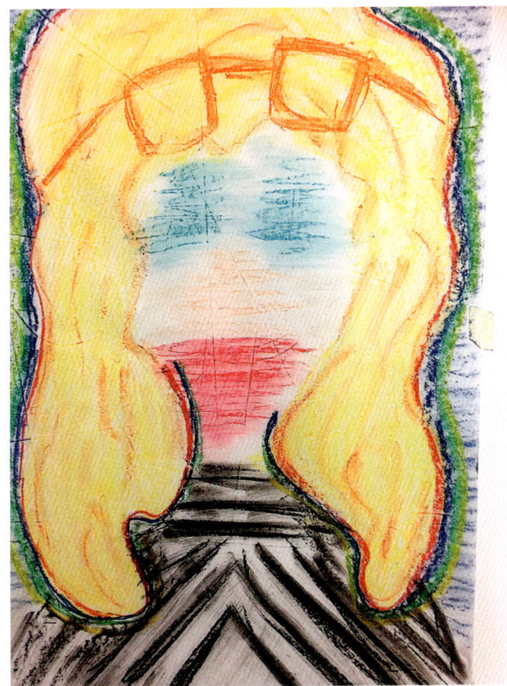

Abbildung 5-9: Portraits bereit für den verbalen Austausch

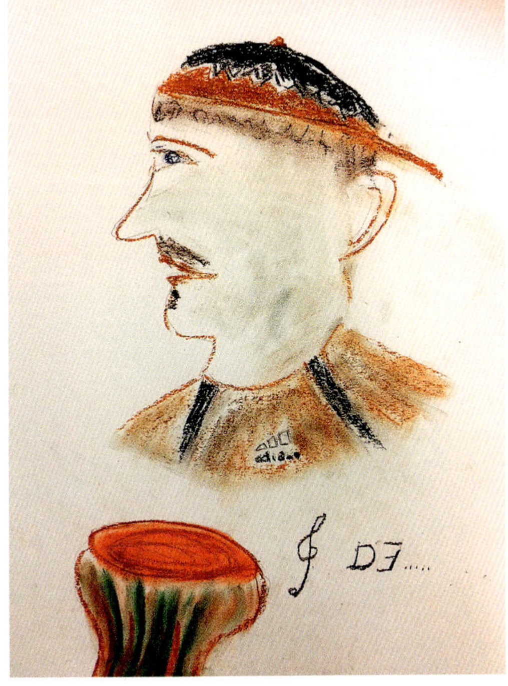

Abbildung 5-10: Portraits bereit für den verbalen Austausch

5.1.3 Indirekter Dialog mit zwei Personen

Übung 3: Märchenfiguren

Diese Übung ist später bei der Gruppensituation beschrieben, variieren Sie diese für die Arbeit mit zwei Personen. (siehe Kap. 5.2.3 „Eine Gruppe kennt sich bereits“, Märchenfiguren).

Übung 4: Gestaltung eines Märchen-Bilderbogens

Der Bilderbogen[4] war in der zweiten Hälfte des 19. Jahrhunderts eine beliebte Darstellungsart, um ein gesamtes Märchen auf einem Blatt zu erzählen (Eichler, 1974). Häufiges Motiv ist ein Torbogen, in dessen Mitte sich eine Hauptfigur oder Hauptszene befindet, von einzelnen entscheidenden Szenen des Märchens umringt.

Diese überlieferte Darstellungsmöglichkeit eines Märchens kann gut in der Einzelarbeit mit Menschen genutzt werden, aber auch in einer dialogischen Gestaltungsweise mit zwei Personen. Hierbei bietet sich vorwiegend die Form des indirekten Dialoges an, wobei ein verbaler Dialog in einigen Zwischenphasen auch hilfreich ist.

Ziel: gemeinsames Eintauchen in die Welt der Fantasie; eigene Wünsche und Bedürfnisse werden in einer märchenhaften Form sichtbar; gemeinsame Lösungsfindung; Erkennen und Betrachten von Stärken und Schwächen; Reduktion auf das Wesentliche.
Zielgruppe: Erwachsene, Kinder; Personen die sich kennen und in einer Beziehung zueinander stehen.
Material: A4-Blätter, ein A2-Blatt, schwarze Fineliner.

Vorgehensweise:

Schritt 1

Phase – Ankommen/Einstieg
Fragen Sie die beiden Beteiligten, welche Märchen ihnen einfallen; jene, an deren Inhalt und Figuren sie sich besonders gut erinnern, mögen sie notieren. Aus diesen Märchen darf sich jeder seine zwei Lieblingsfiguren aussuchen.

Phase – Kontaktaufnahme
Lassen Sie die Teilnehmer nun über ihre Auswahl sprechen und einander die Märchenfiguren vorstellen. Vermitteln Sie je nach Zielstellung und den beteiligten Personen, dass sich beide auf ein gemeinsames Märchen verständigen, das sie samt Figuren zur weiteren Gestaltung verwenden, oder auch unterschiedliche Märchen und Figuren wählen können.

4 Der Verlag Braun & Schneider in München gab von 1848 bis 1898 14-täglich eine Serie von Einblattdrucken unter dem Namen „Münchener Bilderbogen" heraus.

Schritt 2

Phase – Ankommen/Einstieg

Leiten Sie die Beteiligten nunmehr an, jeder für sich auf einem A4-Blatt einen Torbogen nach seiner Vorstellung zu zeichnen. Machen Sie darauf aufmerksam, dass unter dem Torbogen ausgewählte Märchenszenen und in der Mitte die Hauptfiguren beziehungsweise eine Hauptszene ihren Platz finden sollte.

Phase – Kontaktaufnahme

Sind die Entwürfe fertig, fordern Sie die beiden auf, sich gegenseitig ihre gestalterischen Ideen vorzustellen, sie mögen sich auf eine Form des Torbogens einigen und für jeden den gleichen Anteil Fläche vorsehen, um die gewählten Märchenszenen auszuführen.

Schritt 3

Phase – Interaktion/Intensivierung des Kontakts

Nun erfolgt die Umsetzung auf das große Blatt. Sie erklären den Beteiligten, dass zuerst der Torbogen entsteht, unter den dann beide ihre Märchenszenen setzen – die Bildmitte bleibe erst einmal frei. Stellen Sie den Gestaltenden frei, ob sie den Torbogen gemeinsam zeichnen, oder einer allein diese Aufgabe übernimmt. Anschließend gestalten sie – nun im indirekten Dialog, jeder für sich – ihre ausgewählten Märchenszenen.

Achten Sie darauf, dass die Zeichner den Bogen auch wirklich so einteilen, dass beiden gleich viel Platz zur Gestaltung bleibt. Es sollte nicht gesprochen werden.

Phase – Verbaler Austausch –

Ist die Ausgestaltung abgeschlossen, folgt die Feedback-Runde, und es wird der Prozess reflektiert. Interessant dabei: Was hat sich von der Auswahl im Schritt 1 bis zur gemeinsamen Gestaltung verändert? Was kam hinzu oder ist durch den Partner beeinflusst entstanden?

Schritt 4

Phase – Interaktion/Intensivierung des Kontakts

Nach der ausführlichen verbalen Runde leiten Sie über: Die Beteiligten mögen zum Schluss die Blattmitte füllen. Beide gestalten gemeinsam, können sich hierzu aber verbal abstimmen.

Phase – Verbaler Austausch

Ein nochmaliges Feedback und Sammeln aller Eindrücke im Verlauf des Prozesses schließen die Übung ab.

5.1.4
Direkter Dialog mit zwei Personen

Übung 5:
Strichmännchen

Die Reduktion auf Striche erleichtert vielen den Einstieg in die Gestaltung und erhebt keinen Anspruch auf künstlerische Bewertung.

Zielgruppe: Kinder ab dem Schulalter, Jugendliche und Erwachsene; ältere Menschen (nicht bei Demenz).
Voraussetzung: Die Beteiligten haben sich bereits kennengelernt.
Ziel: Das gemeinsame Entwickeln einer Geschichte; das Einlassen auf die Ideen des anderen; Versuch, die Ideen des anderen zu verstehen; die Ideen des anderen mit den eigenen verknüpfen; Absurdes zulassen können; Spaß und Freude haben am Gestalten, ohne Anspruch auf gestalterische Perfektion
Material: A4-Blätter, A2-Blatt, zwei schwarze Fineliner.

Vorgehensweise:

Schritt 1

Phase – Ankommen/Einstieg
Lassen Sie die Beteiligten auf einem A4-Blatt, jeder für sich, mit dem Fineliner Strichmännchen in unterschiedlicher Haltung und Form zeichnen.

Phase – Kontaktaufnahme
Das große Blatt wird mit einem Bleistift in zwölf bis 14 Kästchen geteilt, die ungefähr gleich groß sein sollten. Sie können den Beteiligten überlassen, wer das wie ausführt. Das ist auch schon die erste gemeinsame Aktion, bei der es den Teilnehmern noch möglich ist, sich abzusprechen.

Phase – Interaktion/Intensivierung des Kontakts
Bitten Sie nun die beiden, gemeinsam zu gestalten, sie möchten sich je ein Strichmännchen von ihrem A4-Blatt aussuchen und auf dem großen Blatt nebeneinander in das erste Kästchen zeichnen.

Lassen Sie die Gestaltung möglichst im ersten Kästchen links oben beginnen und im letzten rechts unten enden. Das gibt den Gestaltern mehr Sicherheit in der Abfolge, und sie können sich so ganz auf den Prozess einlassen.

Die beiden Strichmännchen werden die Hauptakteure der folgenden Geschichte sein, welche die Partner in Bildern erzählen. Sie arbeiten fortan nacheinander, und jeder kann immer ein ganzes Kästchen alleine ausgestalten. Sagen

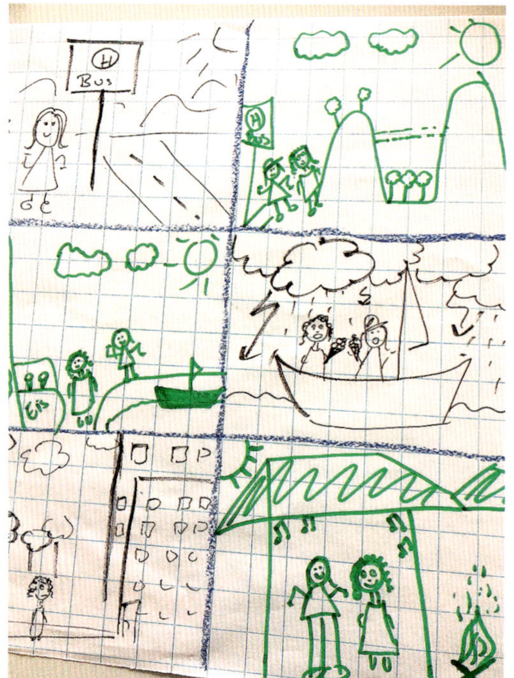

Abbildung 5-11: Beispiel - Strichmännchendialog

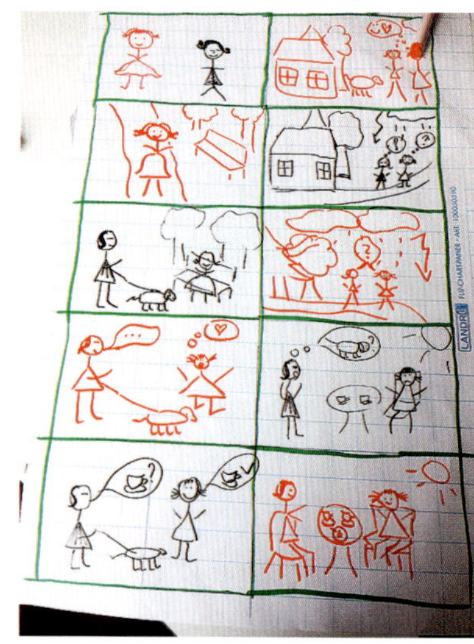

Abbildung 5-12: Beispiel - Strichmännchendialog

Sie den Beteiligten, sie mögen sich immer auf das vorangehende Kästchen des Partners beziehen und es in ihrem Sinne weiterführen.

Ab jetzt sollten sich die Gestalter während des ganzen Prozesses nicht mehr verbal austauschen.

Zu dem, was die zwei Strichmännchen erleben, können noch weitere Elemente hinzukommen, die Umgebung, innen oder außen, Dinge und Tiere und so weiter. Das letzte Kästchen stellt dann das Ende der Geschichte dar (Beispiele siehe **Abbildung 5-11und 5-12**).

Schritt 2

Bei Kindern, die noch unsicher im Schreiben sind, überspringen Sie diesen Schritt.

Erklären Sie nun den beiden, sie mögen aus ihrer Sicht Stichpunkte zur Geschichte notieren. Jeder kann so den Prozess für sich noch einmal reflektieren, unbeeinflusst von der Version des anderen. Die Beteiligten sollen ihre Wahrnehmungen kurz in einer Betrachtung aufschreiben.

Phase – Verbaler Austausch

Gemeinsames Erzählen oder Vorlesen der Geschichte mit anschließender Reflexion: Die Fragen, die Sie in der Reflexionsrunde stellen, richten sich nach dem speziellen Ziel, das Sie mit dieser Übung verfolgten (siehe oben).

Übung 6: Formenspiel

Das Spiel mit verschiedenen Formen kann den Dialog mit zwei Personen oft schneller in Gang setzen, da die Abstraktion nicht gleich die emotionale Ebene anspricht.

Zielgruppe: Jugendliche und Erwachsene.
Voraussetzung: Für Menschen, die zur Abstraktion in ihrem gestalterischen Ausdruck tendieren und/oder eine Vorliebe dafür haben; die gestalterische Ausdrucksform der Beteiligten ist Ihnen bekannt.
Ziel: Mithilfe der eigenen gestalterischen Ausdruckform neue Wege beschreiten und durch die Paarübung dieser eine Lebendigkeit verleihen; die Formen bekommen erzählenden, spielerischen Charakter; Umgang mit der Zeit, wie viel Raum sich der Einzelne nimmt.
Material: A2-Blatt, Fineliner in vier verschiedenen Farben.

Vorgehensweise:

Lassen Sie die Gestalter in der Mitte des Blattes mit Bleistift ein Rechteck zeichnen, etwa ein Drittel des Gesamtblattes groß. Von den Ecken des Rechteckes aus sind Linien zu den Blattecken zu ziehen, um das Rechteck herum entstehen somit vier trapezförmige Felder.

Phase – Ankommen/Einstieg
Jeder Gestalter sucht sich zwei Fineliner aus. Die Beteiligten sollen nun nacheinander mit den ausgewählten Farben geometrische Formen in das Rechteck einfügen und im Weiteren nicht mehr sprechen.

Achten Sie darauf, dass jeder gleich viele Formen zeichnet!

Phase – Kontaktaufnahme + Phase – Interaktion/Intensivierung des Kontakts
Ist das Rechteck in der Mitte des Blattes gefüllt, lassen Sie die Beteiligten die äußeren Felder gestalten. Dazu sollen sie nur Formen benützen, die sich schon im Rechteck befinden. Sagen Sie den beiden, mit ihren zwei Farben könnten sie die jeweiligen Formen an Größe variieren und wiederholen. Beide hätten jeweils im gleichen Feld zu arbeiten. Der eine warte, bis der andere fertig sei, so lange, bis die Flächen gemeinsam ausgefüllt sind.

Wie viel Raum und Zeit sich der Einzelne nimmt, lassen Sie jeden für sich entscheiden.

Phase – Verbaler Austausch
In der abschließenden Reflexion betrachten Sie mit den Gestaltern den Prozess noch einmal verbal.

Übung 7: Farbskala

Struktur und Stimmung sind bei dieser Übung im Wechselspiel.

Ziel: Sich einlassen auf ein Stimmungsbild; auf die Farben des anderen; weg von der Vorstellung, ein Bild zu gestalten.
Zielgruppe: Jugendliche und Erwachsene.
Material: A2-Blatt, Aquarell oder Wasserfarben, Haarpinsel (Nr. 4 oder 6).

Vorgehensweise:

Phase – Ankommen/Einstieg
Lassen Sie die Partner sich gegenüber an einen Tisch setzen und das große Blatt im Hochformat zwischen sich legen. Jeder suche sich vier Lieblingsfarben aus, diese dürften im Verlauf des Prozesses auch gemischt werden. Zunächst ist aber das A2-Blatt einzurichten, mit Bleistift wird es in eine Vielzahl von Kästchen unterteilt. Das Raster können Sie oder die Gestalter bestimmen (**Abbildung 5-13**).

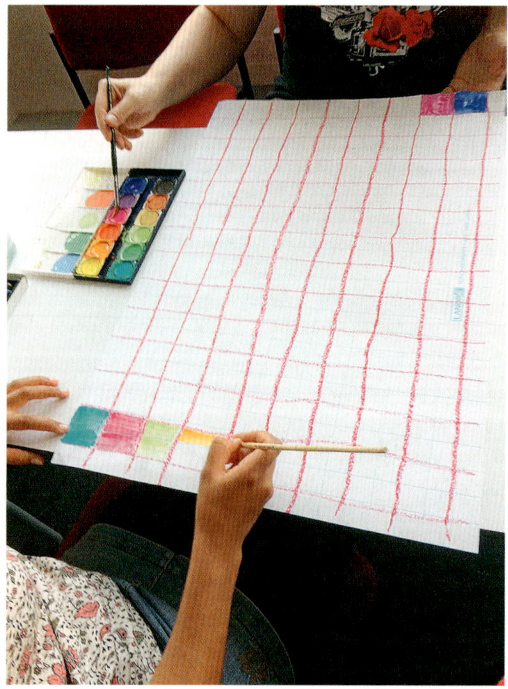

Abbildung 5-13: Der Dialog beginnt

Phase – Kontaktaufnahme

Der Prozess selbst beginnt: Jeder soll von seiner Seite aus nacheinander die Kästchen mit den gewählten Farben ausgestalten, ohne dass er irgendeine Form verfolgt.

Phase – Interaktion/Intensivierung des Kontakts

Regen Sie die Partner im Verlauf des Prozesses dazu an, auch die Farben des anderen für die eigenen Kästchen aufzugreifen. So gestalten beide aufeinander zu, bis sie sich in der Mitte treffen.

Schreiten Sie ein, falls beide gleichzeitig malen, um ein Nebeneinander zu vermeiden.

Phase – Verbaler Austausch

Im Anschluss folgen wieder Feedback und Reflexion.

5.1.5 Dialogisches Gestalten mit zwei Personen, direkter und indirekter Dialog im Wechsel

Der Wechsel vom direkten zum indirekten Dialog und umgekehrt im Verlauf einer Übung bietet sich in Situationen an, wo die Beteiligten für sich ihren Gestaltungsraum benötigen.

Übung 8: Vormachen – Nachmachen

Diese Übung bietet für den Begleiter eine gute Gelegenheit, einen Einblick zu gewinnen, wie weit sich die Beteiligten aufeinander einlassen können.

Ziel: Sich einlassen; Akzeptanz herstellen.
Zielgruppe: Jugendliche, Erwachsene.
Material: Großes Blatt A0; Klebeband, Ölpastellkreiden, Wachsmalstifte.

Vorgehensweise:

Phase – Ankommen/Einstieg
Die Beteiligten setzen sich gegenüber, legen das große Blatt vor sich und fixieren es mit Klebeband auf dem Tisch (der Prozess darf später nicht stocken, etwa weil das Blatt verrutscht). Vor dem Gestaltungsprozess sollen die Gestalter ein bestimmtes Material auswählen und sich einigen, wer zuerst Akteur sein will (Person A) und wer Begleiter (Person B).

Phase – Kontaktaufnahme + Phase – Interaktion/Intensivierung des Kontakts
A soll beginnen, frei oder nach einem selbst gewählten Thema zu gestalten. B erhält von Ihnen die Aufgabe, A in der Gestaltung zu folgen. Das ließe sich erweitern, indem B das „gestalterisch Nachfolgen" spiegelverkehrt auf seiner Seite umsetzt (Beispiele siehe **Abbildung 5-15 bis 5-18**).

Ob Sie das „Spiegeln" zusätzlich vorgeben, hängt von Ziel, Auftrag und den beteiligten Personen ab, und die Beteiligten müssen natürlich dazu fähig sein. Andernfalls genügt es, wenn B auf irgendeine Weise versucht, A gestalterisch zu folgen. Wirken Sie aber darauf ein, dass die einzelnen Elemente auf beiden Seiten vorhanden sind.

Weisen Sie B darauf hin, dass er die Farben von A nach Belieben übernehmen kann. Dabei soll er das gleiche Material benützen.Ungleiches Material wie etwa Wasserfarbe und Ölpastellkreide kann wegen der unterschiedlichen technischen Umsetzung das Nachgestalten erschweren und den Prozess erheblich stören.

Sagen Sie den Beteiligten, sie möchten während des Gestaltungsprozesses nicht sprechen.

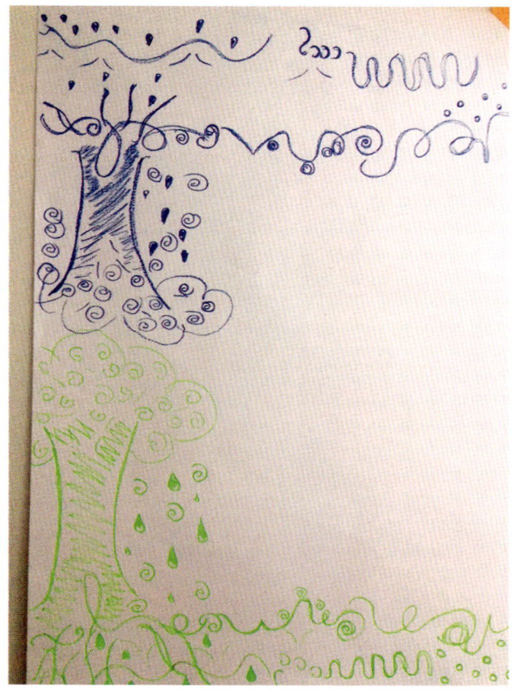

Abbildung 5-15: Beendeter Dialog, Vormachen – Nachmachen

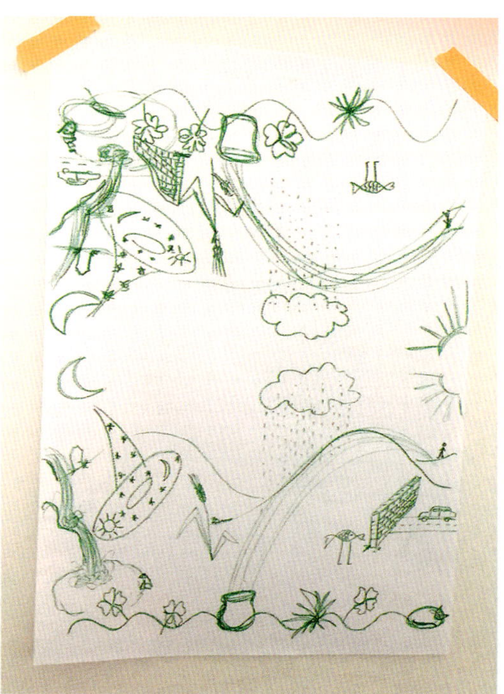

Abbildung 5-16: Beendeter Dialog

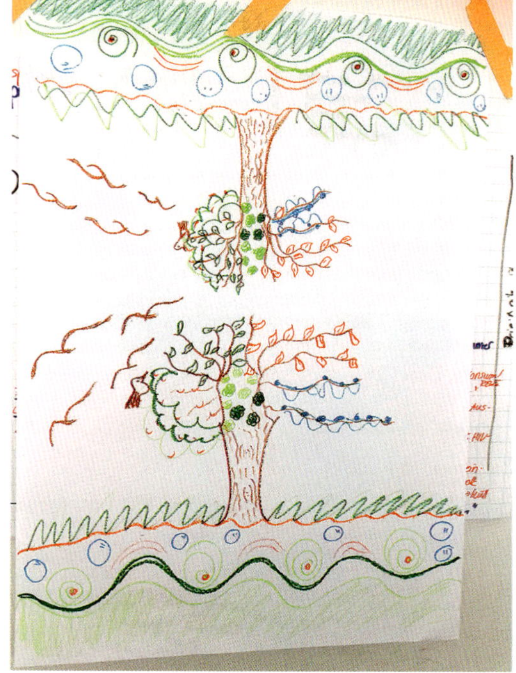

Abbildung 5-17: Beendeter Dialog

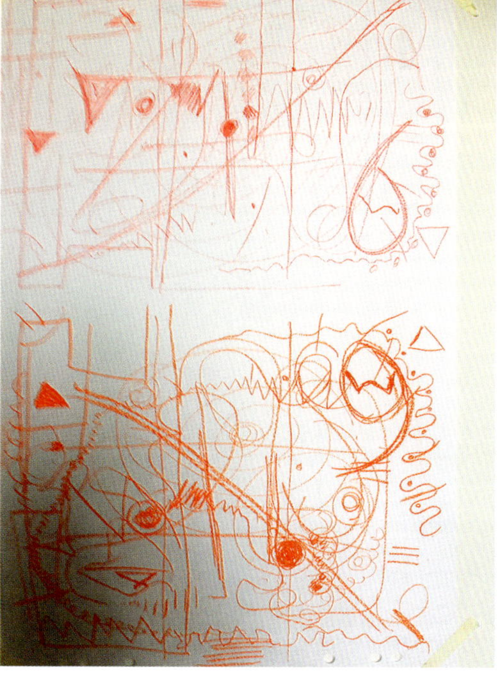

Abbildung 5-18: Beendeter Dialog

Der erste Teil des gesamten Prozesses endet, wenn A seine Gestaltung abgeschlossen hat.

Ich rate Ihnen, eine Zeit vorzugeben. Der Prozess kann sonst zu rasch enden, womit sich B nicht recht einlassen kann, oder sich A zu sehr in seiner Gestaltung verliert und zu keinem Ende kommt.

Geben Sie den Beteiligten an dieser Stelle die Möglichkeit, sich verbal auszutauschen – es geht noch nicht um eine abschließende Reflexion.

Sie als Begleiter nehmen die Äußerungen der Gestalter zwar auf, halten sich aber mit Ihren Wahrnehmungen und Fragen noch zurück.

Nach diesem verbalen Austausch erfolgt der Wechsel, A übernimmt die Position von B und umgekehrt. Der Prozess wiederholt sich auf einem neuen, gleich großen Blatt, mit demselben Material. Danach erfolgt wieder der verbale Austausch, *Sie halten sich wieder im Hintergrund.*

Phase – Verbaler Austausch

Feedbackrunde mit anschließender Reflexion, Sie treten als Begleiter aktiv ein. Fragen Sie etwa,

- welche Position jeweils angenehmer war,
- ob die jeweilige Person A Rücksicht auf B oder ihn möglicherweise gar nicht wahrgenommen hatte. Fühlte sich B getrieben?
- Hätte B gerne sein Eigenes gemacht?
- Gab es Missverständnisse in der Gestaltung, wie wurde darauf reagiert?
- Wie konnten die Beteiligten ihren Rhythmus finden?

Übung 9: Fensterbild

Bei dieser Übung treten die Partner bewusst und unbewusst in einen Wechsel von direktem und indirektem Dialog. Das ergibt sich aus dem Prozess selbst. Herausforderung hier: in der eigenen Gestaltung bleiben, die Schritte des Partners akzeptieren, diese in die eigene Gestaltung aufnehmen oder daraus etwas Neues entstehen lassen. Im weiteren Gestaltungsprozess können harmonische Gemeinsamkeiten entstehen.

Ziel: Kontaktaufnahme; Akzeptanz und Frustrationstoleranz üben.
Zielgruppe: Je nach Kontext für alle Altersstufen.
Material: Stabiler Holzrahmen (alter Bilderrahmen) – ungefähr 60 x 100 cm, Transparentpapier farblos (Architektenpapier), Klebeband, Nägel oder Tacker zum Befestigen des Papiers, Stützen für den Bilderrahmen, Gouache- oder Acrylfarben, Pinsel.

Vorgehensweise:

Phase – Ankommen/Einstieg
Vorbereitung: Die Beteiligten spannen das Transparentpapier auf den Rahmen auf, je nach Stärke des Papiers mit Tacker, Nägeln oder Klebeband. Lassen Sie den Rahmen in der Mitte eines Tisches hochkant aufrichten und an den Seiten die Stützen anbringen, damit der Rahmen aufrecht stehenbleibt. Der Rahmen soll so postiert werden, dass die Gestalter im Sitzen gut an die Fläche auf ihrer Seite herankommen. Jeder legt sich die gewählten Farben, Pinsel und Wassergläser zurecht.

Phase – Kontaktaufnahme + Phase – Interaktion/Intensivierung des Kontakts
Die Beteiligten sitzen sich nun gegenüber, zwischen ihnen der aufgestellte Rahmen. Geben Sie den Partnern auf, das Papier vor ihnen frei zu gestalten. Beide arbeiten gleichzeitig, es sollte nicht gesprochen werden (**Abbildung 5-19 und 5-20**).

Aus Erfahrung sollte der Prozess nicht länger als 40 Minuten dauern, günstig sind 30 Minuten. Das Transparentpapier verliert sonst durch zu viele Farbschichten seine durchscheinende Wirkung – womit auch die Wirkung dieser Übung verloren geht.

Zu gegebener Zeit beenden Sie den Prozess.

Phase – Verbaler Austausch
Feedback und Reflexion schließen sich an, die Partner betrachten die Gestaltung des anderen.

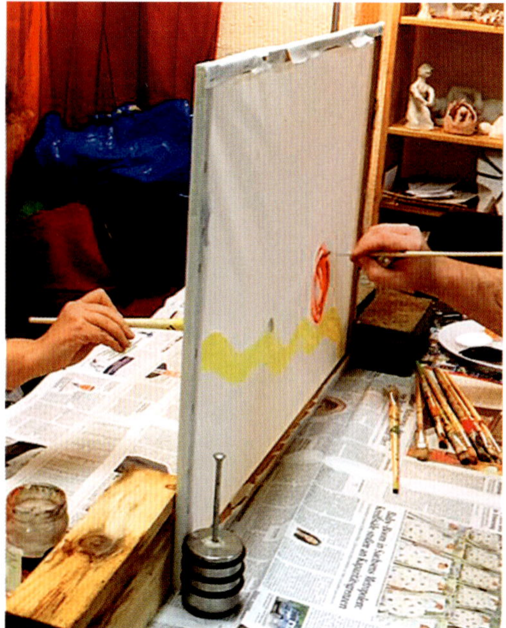

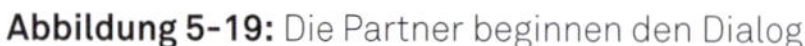

Abbildung 5-19: Die Partner beginnen den Dialog

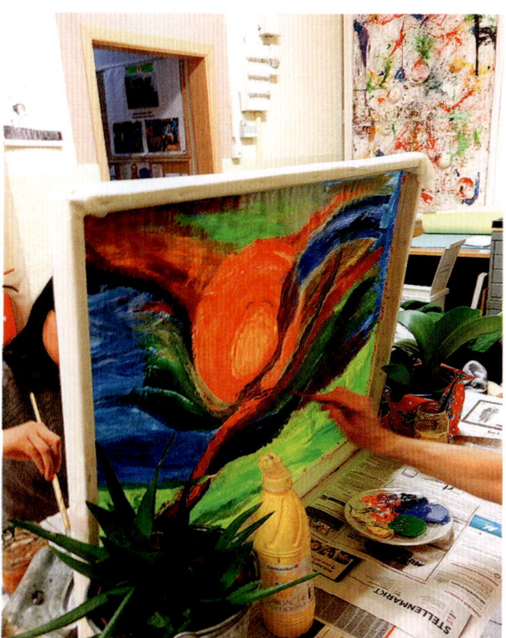

Abbildung 5-20: Die Partner vertiefen den Dialog

Frau K. sitzt eine Zeit lang und beobachtet, was sich auf der anderen Seite so tut und auf dieser Seite abbildet. Partnerin Frau M. zieht einen schwarzen Strich – das ist der anderen zu viel, Frau K. schüttelt aufgeregt den Kopf und versucht nun, mit einer anderen Farbe gegen den schwarzen Strich vorzugehen. Sie versucht, mit weißer Farbe den schwarzen Strich abzudecken. Nach einiger Zeit kommen andere Farben hinzu, die Frau K. in Punkten und Strichen auf die Gestaltungsfläche verteilt.

Frau M. wirkt in ihrem Prozess ganz gelassen, sie hatte begonnen und scheint ihre Partnerin auf der anderen Seite nicht zu bemerken. Gegen Ende des Prozesses entdeckt Frau K. einige Formen von Frau M. Sie gestaltet diese nach und überträgt sie auf andere Stellen. Der Prozess ist beendet.

Feedback – Frau M: „Das war ein entspannender Prozess, Ich habe meine Partnerin gar nicht bemerkt, ich bin richtig versunken." – Frau K: „Ich konnte nicht beginnen, dieses ‚Gepinsel' hat mich abgehalten, und dann kam dieser schwarze Strich, der hat mich aufgeregt. Ganz zum Schluss fand ich es spannend, da hätte ich noch weitergestalten wollen."

Frau K. und Frau M., beide Ergotherapeutinnen, kamen zu mir zur Supervision (acht Sitzungen zu je 90 Minuten). Es gab erhebliche Schwierigkeiten in der Zusammenarbeit, sie „hatten es satt" immer nur darüber zu reden und wünschten sich in der Supervision analoge Methoden.

„Fensterbild" übten meine Supervisandinnen in drei Sitzungen, anschließendes Feedback und Reflexion führten zu konstruktiven Wegen einer neuen Zusammenarbeit.

Übung 10: Der gemeinsame Weg

Diese Übung bietet den Beteiligten ihren eigenen Raum zu gestalten. Sie können entscheiden, wie weit sie aufeinander zugehen.

Ziel: Individuelles mit Gemeinsamen zu verbinden; Akzeptanz des anderen.
Zielgruppe: Kinder, Jugendliche, Erwachsene.
Material: Papierbahn (Tapetenrolle), Material nach freier Wahl.

Vorgehensweise:

Phase – Ankommen/Einstieg
Die Partner setzen sich mit etwas Abstand nebeneinander vor die Papierbahn, sodass zwischen ihnen noch eine Person Platz hätte. Die Aufgabe besteht darin, entlang der gesamten Bahn mit Strichen einen Weg zu ziehen. Jeder für sich im indirekten Dialog gestaltet den vor sich liegenden Teil des Weges und ebenso auch das Umfeld aus.

Phase – Kontaktaufnahme + Phase – Interaktion/Intensivierung des Kontakts
Ist der Prozess abgeschlossen, treten die Gestalter in einen direkten Dialog, gemeinsam gestalten sie das verbleibende mittlere Stück des Weges und dessen Umfeld aus.

Phase – Verbaler Austausch
Als Abschluss folgen Feedback und Reflexion. Interessant dabei: Wie reagierten die Beteiligten aufeinander in der gemeinsamen Gestaltung? Bezogen sie die zuvor entstandenen Gestaltungen mit ein? Führten sie vom Partner etwas weiter oder nahmen sie etwas auf?

5.2 Dialogisches Gestalten in Gruppen

Das Dialogische Gestalten mit einer Gruppe stellt für den professionellen Begleiter immer eine Herausforderung dar, ist doch in der Regel die Erfahrung im Umgang mit kreativen Medien sehr unterschiedlich, wie auch die Haltung gegenüber der eigenen Kreativität oft negativ geprägt. Ist der erste Bann gebrochen, sind die ersten Farben, Striche und Linien gesetzt, öffnen sich für die Beteiligten neue Erlebnisräume.

5.2.1
Dialogisches Gestalten mit einer Gruppe, die sich noch nicht kennt

Wenn sich die Personen in einer Gruppe noch nicht kennen, ist es wichtig, dass jeder Beteiligte seinen Platz findet, sich vorstellen und entscheiden kann, wie viel und was er von sich preisgibt. Dass Sie mit den Teilnehmern zu Beginn immer die allgemein gültigen Gruppenregeln besprechen, ist ein Muss. Darüber hinaus kann die Gruppe natürlich auch eigene Regeln aufstellen, die nur für sie gelten.

Übung 11:
Einstiegsübung: Namensgestaltung, Symbolgestaltung

Vorstellungsrunden laufen in der Regel ähnlich ab. Diese Übung verbindet so meist Vertrautes mit Neuem.

Ziel: Individuelle persönliche Vorstellung.
Zielgruppe: Jugendliche, Erwachsene.
Material: Zwei A4-Blätter für jeden Teilnehmer, freie Wahl an Wasserfarben, Buntstiften, Kreiden (Pastell-/Ölpastellkreiden), ein großes Blatt.

Vorgehensweise:

Phase – Ankommen/Einstieg

Schritt 1
Jeder nimmt sich Material nach Wahl und eines der A4-Blätter, um darauf seinen Namen zu gestalten - das können Vor- und Zuname, einer von beiden oder ein Spitzname sein. Die Teilnehmer arbeiten jeder für sich, im indirekten Dialog. Gestaltungsvorgaben gibt es nicht, sagen Sie den Beteiligten, sie können die Namen in Schreibschrift oder in Blockbuchstaben aufbringen, auch gemischt, zusammenhängend oder verteilt. Wer mag, gestalte den Schriftzug und somit das Blatt noch weiter aus.

Schritt 2

Daran schließt sich die zweite Übung auf dem weiteren Blatt an. Erklären Sie, jeder aus der Gruppe möge ein Symbol für sich finden, das er auf seinem zweiten Blatt gestaltet - beide würden später für die verbale Vorstellungsrunde gebraucht.

Schritt 3

Phase – Kontaktaufnahme + Phase – Interaktion/Intensivierung des Kontakts
Die gestalteten Blätter aus Schritt 1 und2 sollen nun zusammen auf einem großen Blatt arrangiert werden. Die Teilnehmer können jeder für sich entscheiden, ob sie Namen und Symbol ausschneiden oder das gesamte Blatt auf das große auflegen (**Abbildung 5-21 bis 5-23**).

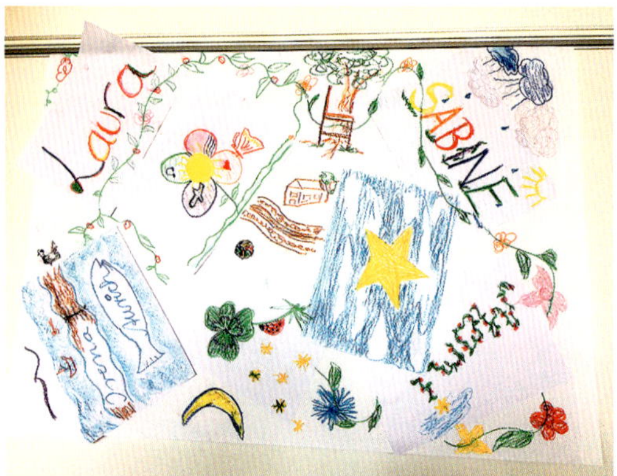

Abbildung 5-21: Schritt-3 dieser Übung

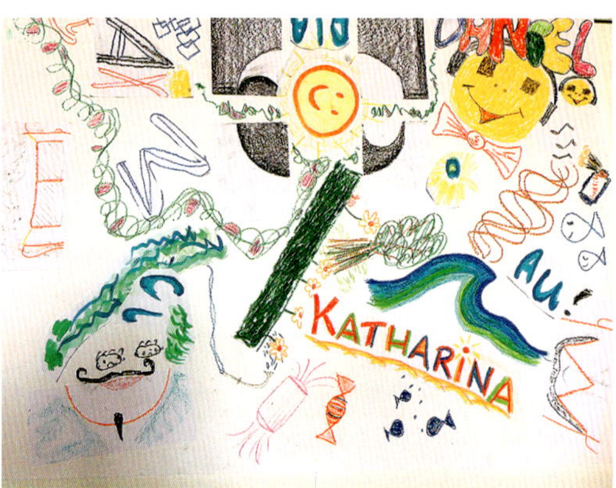

Abbildung 5-22: Schritt-3 dieser Übung

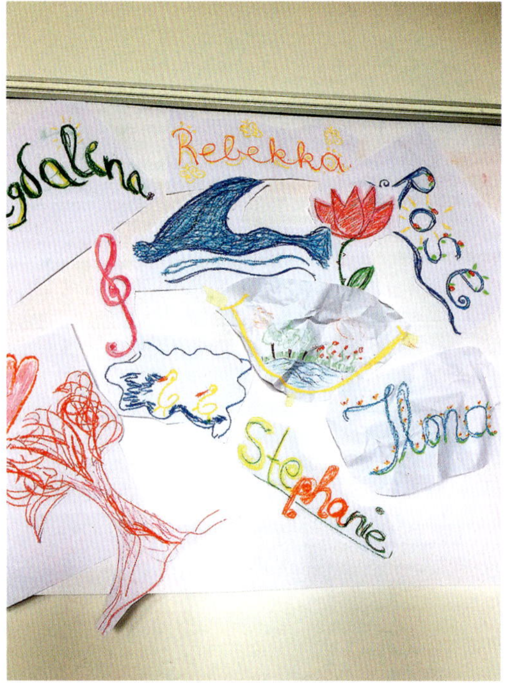

Abbildung 5-23: Schritt-3 dieser Übung

Im Verlauf dieses Prozesses sollte so wenig wie möglich gesprochen werden, damit nicht Einzelne das Zepter in die Hand nehmen und sich andere dadurch von vornherein zurücknehmen.

Hat jeder eine Stelle für sein Blatt oder seinen Ausschnitt gefunden, weisen Sie die Gestaltenden an, die einzelnen Teile dort anzukleben.

Phase – Verbaler Austausch

Lassen Sie die Gruppe das gemeinsame Arrangieren verbal reflektieren.

Mit dieser Einstiegsübung können die Beteiligten einer neuen Gruppe eine neue Sicht auf den eigenen Namen erlangen und erhalten Gelegenheit, diesen nach außen zu präsentieren. Durch die Verbindung mit einem Symbol werden die Einzelnen transparenter für die anderen, ohne dass jeder zu viel von sich preisgeben müsste. Im letzten Schritt fügen sich Symbole und Namen zu einer Gruppe zusammen, wobei jeder noch autonom entscheiden kann, wo und wie er sich auf dem Gesamten einbringt.

Übung 12: Einstiegsübung: Tongestaltung

Diese Übung eignet sich gut, um in einer Gruppe Spannung, Druck oder Aufregung durch Ruhe und Entspannung zu ersetzen.

Ziel: individuelle persönliche Vorstellung.
Zielgruppe: Jugendliche, Erwachsene.
Material: Ton; gegebenenfalls Buchstabenwürfel (anzufertigen z.B. aus Karton, Kantenlänge circa 10 bis 15 Zentimeter, auf dessen sechs Flächen alle Buchstaben des Alphabets verteilt sind).

Vorgehensweise:

Schritt 1

Phase – Ankommen/Einstieg

Sie stellen ein großes Stück formbaren Ton bereit, von dem sich jeder aus der Gruppe einen etwa faustgroßen Klumpen nimmt. Die Teilnehmer mögen einen Platz im Raum wählen, wo sie ihr Tonstück ungestört bearbeiten können. Wer mag und kann, solle die Augen schließen - was hilft, sich auf den Gestaltungsprozess einzulassen. Sie können dies auch durch eine kleine Entspannungsübung, wie etwa das bewusste Wahrnehmen bestimmter Teile des Körpers mit der jeweiligen Ein- und Ausatmung, von außen begleiten.

Bitten Sie die Beteiligten nun, ihr Stück Ton zu formen. Lassen Sie den Gestaltenden genügend Zeit, fünfzehn bis zwanzig Minuten haben sich als günstig erwiesen.

Hat sich die Gruppe erst neu gebildet, müssen Sie situationsabhängig entscheiden. Wie lange sich die Teilnehmer auf das Geschehen einlassen können, müssen Sie erspüren. Werden zwanzig Minuten überschritten, richten erfahrungsgemäß einige Teilnehmer ihre Aufmerksamkeit nach außen, was den andern den Eindruck von Langeweile vermittelt. Das kann sich störend auf diesen ersten Prozess auswirken.

Schritt 2

Phase – Kontaktaufnahme

Lassen Sie die Teilnehmer sich nach der Gestaltung im Stuhlkreis versammeln. Jeder nennt seinen Namen und stellt das Gestaltete der Gruppe vor. Wer mag, kann der Gruppe auch etwas zum Gestaltungsprozess und zur Plastik selbst mitteilen.

Die Frage „Wer beginnt?“ ist immer wieder eine Herausforderung, selbst für Gruppen, die sich schon kennen. Neue Gruppen kann das mitunter lähmen. Hier hilft der Buchstabenwürfel Dafür präparieren Sie einen hinreichend großen Würfel derart, dass alle 26 Buchstaben des Alphabets möglichst gleichmäßig auf den sechs Seiten des Würfels verteilt sind. Lassen Sie zunächst den Teilnehmern die Wahl, ob die fallenden Buchstaben jeweils für den Vor- oder Familiennamen stehen. Nun wird reihum gewürfelt. Als Erstes fällt im Beispiel „E - F - G - H". Frida und Georg haben den Anfangsbuchstaben. Ein weiterer Wurf mit „Q - R - S -T" entscheidet, dass sich Frida vor Gustav vorstellt.

Schritt 3

Phase – Interaktion/Intensivierung des Kontakts
Haben sich die Teilnehmer einander mit Namen und Gestaltung vorgestellt, erklären Sie den Beteiligten, sie mögen ihre Schöpfungen vor sich auf dem Boden ablegen. Das ergibt zwei ineinander verschränkte Kreise: den Außenkreis der gestaltenden Personen und den Innenkreis mit deren Gestaltungen.

Phase – Verbaler Austausch
Feedback-Runde auf freiwilliger Basis

Diese Übung könnte auch den Titel „Vom Ich zum Wir" tragen. In der ersten Phase erhalten die Beteiligten die Gelegenheit, sich mit sich selbst in dieser Situation auseinanderzusetzen. In der Stille und in Auseinandersetzung mit dem Tonstück entstehen ein Dialog mit dem Material und ein innerer Dialog des Gestaltenden. Einen winzigen Moment lang vermag er sich in der neuen Situation zu spüren und dem einen Ausdruck zu verleihen, ohne darüber genau nachgedacht zu haben. „Es gestaltet sich ..."
Einen Partner hat jeder in der Vorstellungsrunde dabei: das gestaltete Tonstück. Damit vermag jeder über DAS zu sprechen und weniger über sich. Dass alle in der Gruppe mit demselben Material Ton gestalteten, ergibt zudem ein tiefes Gefühl der Zusammengehörigkeit. Das erste gemeinsam Erlebte verbindet die Gruppe wie ein loses Band, ohne dass es sich aufdrängen würde.
In Gestalt der aufgestellten Tonstücke wird die Gruppe dann schlussendlich für alle sichtbar.

Übung 13:
Einstiegsübung: Momentaufnahme

Diese Übung kann gut als Einstieg für einen Gruppenprozess genutzt werden. Einzelne einer Gruppe bringen ihre momentanen Gedanken zu Papier, worauf sich die gesamte Gruppe beziehen kann.

Ziel: Aufnehmen des Einzelnen, Zusammenführen einer Gruppe, Perspektivwechsel.
Zielgruppe: Jugendliche, Erwachsene.
Material: Großes Blatt, verschiedenfarbige Filzstifte, Ölpastellkreiden, Klebeband.

Vorgehensweise:

Schritt 1

Die Übung verläuft im indirekten Dialog.

Phase – Ankommen/Einstieg
Die Beteiligten sollen sich jeweils einen Filzstift unterschiedlicher Farbe aussuchen. Jeder schreibe mit seiner Farbe auf das große Blatt verteilt drei unterschiedliche Begriffe/Worte, die zu seiner momentanen Stimmung passen. Sagen Sie den Beteiligten, sie mögen sich frei bewegen und ihre Worte an unterschiedlichen Stellen platzieren.

Phase – Kontaktaufnahme
Lassen Sie die Teilnehmer nun um das Blatt herumgehen, damit sie die Worte der anderen lesen und sich drei davon aussuchen (nicht die eigenen). Zu diesen drei Worten mögen sie mit den Ölpastellkreiden auf dasselbe große Blatt passende Symbole gestalten.

Schritt 2

Phase – Verbaler Austausch
Bitten Sie die Gruppe, sich im Stuhlkreis einzufinden. Sie oder einer der Teilnehmer legt das große Blatt in die Mitte auf den Boden – die Feedback- und Reflexionsrunde beginnt. Die Beteiligten tauschen sich nun darüber aus,

- welche Worte jeder selbst schrieb,
- welche Worte der anderen er wählte,
- welche Symbole er zu diesen gestaltete und
- welche Symbole zu den eigenen Worten entstanden sind.

Diesen Teil müssen Sie sehr aufmerksam begleiten, durch die einzelnen Schritte kann es schnell unübersichtlich werden, und zu viele Informationen stehen im Raum. Gehen Sie am besten in der Reihenfolge vor, wie die Übung ablief: Einer der Teilnehmer möge zuerst zu den Worten sprechen, die er selbst aufgeschrieben hat. Danach können Sie fragen, wer von den anderen sich diese Worte ausgesucht hat. Der Nächste trägt neue Gedanken hinzu. Welche Worte schrieb er wiederum auf, und wer wählte diese? So gehen die Fragen reihum.

Haben sich alle geäußert, sprechen Sie die symbolische Ebene an: Wer hat welche Symbole gestaltet, was hat den Jeweiligen dabei bewegt? Um schließlich die Verbindung zur ersten Ebene herzustellen: Wie empfindet der Schreibende die Symbole, die aus seinen Worten entstanden?

Schritt 3

Phase – Interaktion/Intensivierung des Kontakts

Weisen Sie die Teilnehmer an, das große Blatt auf den Tisch zu legen, um nun gemeinsam im indirekten Dialog die freigebliebenen Flächen auf dem Blatt auszugestalten.

Phase – Verbaler Austausch

Den Abschluss bilden wieder Feedback und Reflexion.

Der Schritt 2 kann nach meiner Erfahrung aus der Supervision Tür und Tor für Themen der Einzelnen, aber auch der Gruppe insgesamt öffnen. Schritt 3 diente danach meist zum entspannenden Ausklang.

5.2.2
Eine Gruppe, die sich noch nicht lange kennt, geht in einen gestalterischen Dialog

Übung 14:
Struktur gibt der Gruppe Halt

Diese Übung bietet einen raschen Einstieg und erleichtert das Aufeinanderzugehen.

Ziel: Die Teilnehmer einer Gruppe kennen sich noch nicht lange, sie sind sich ihrer noch nicht sicher. Toleranzgrenzen und Konfliktfähigkeiten sind noch nicht ausgelotet. Hier bietet es sich an, über eine vorgelegte Struktur der Gruppe und dem Einzelnen einerseits Halt zu geben, anderseits innerhalb der Struktur den nötigen Freiraum zu bieten.
Zielgruppe: Jugendliche, Erwachsene.
Material: Ein großes Blatt, groß genug, jedem ausreichende Bewegungsfreiheit beim Gestalten zu geben; A4-Blätter; Bleistifte; Filzstift schwarz; Klebeband zum Fixieren des Blattes, Wasserfarben, Gouachefarben, Kreiden, Stifte, Pinsel.

Vorgehensweise:

Schritt 1

Phase – Ankommen/Einstieg
Lassen Sie die Teilnehmer rund um einen großen Tisch Platz nehmen. Heften Sie mit Klebeband das große Blatt auf die Tischplatte, es darf während der Gestaltung nicht verrutschen. Teilen Sie an jeden Beteiligten ein A4-Blatt und einen Bleistift aus, mit der Aufgabe, eine Struktur aufzutragen (Wellenlinien, Kästchen, Kreise etc.).

Schritt 2

Phase – Kontaktaufnahme
Die Gruppe soll sich über die entstandenen Strukturen verständigen und entscheiden, welche der vorgestellten Strukturen – alle oder einige – auf das große Blatt kommen sollen. Die Teilnehmer einigen sich darauf, wer den Filzstift führt und wie.

Schritt 3

Phase – Interaktion/Intensivierung des Kontakts

Das große Blatt hat seine Struktur. Sagen Sie den Teilnehmern, sie könnten nun mit dem Material ihrer Wahl die freien Flächen ausgestalten, von ihrem Sitzplatz aus (**Abbildung 5-24**). Anschließend sollten sie umhergehen und andere noch freie Stellen gestalten.

Der Prozess endet, wenn das gesamte Blatt gefüllt ist (**Abbildung 5-25**). Die Teilnehmer sollten während des gesamten Verlaufs möglichst schweigen.

Schritt 4

Phase – Verbaler Austausch

Alle Schritte werden durch die Gruppe reflektiert.

Die Teilnehmer erleben bei dieser Übung Sicherheit und Halt durch die festgelegte Struktur, wobei die Autonomie des Einzelnen gewahrt wird. Die Gruppe legt die Struktur fest, jeder kann sich daran beteiligen. Das Eigene bleibt bewahrt beim Gestalten der einzelnen Flächen auf dem großen Blatt, vor allem zu Beginn, wo jeder Beteiligte den Raum ausgestaltet, der vor ihm ist. Das Gemeinsame ergibt sich im Gestalten der freibleibenden Stellen auf dem großen Blatt.

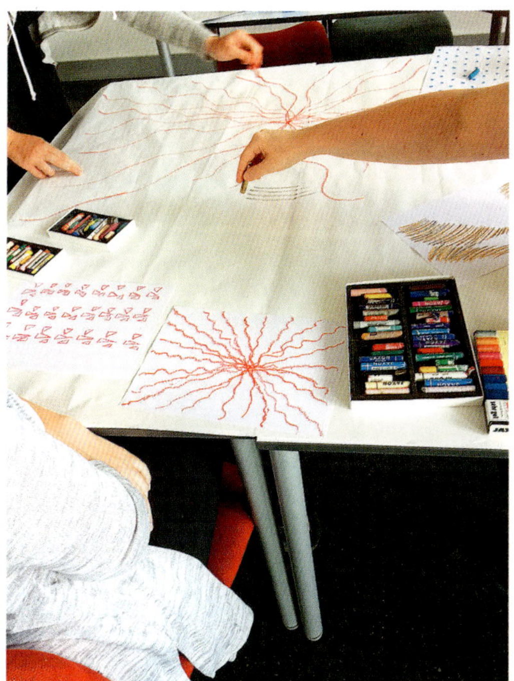

Abbildung 5-24: Übertragung der Strukturen, für die sich die Beteiligten entschieden haben

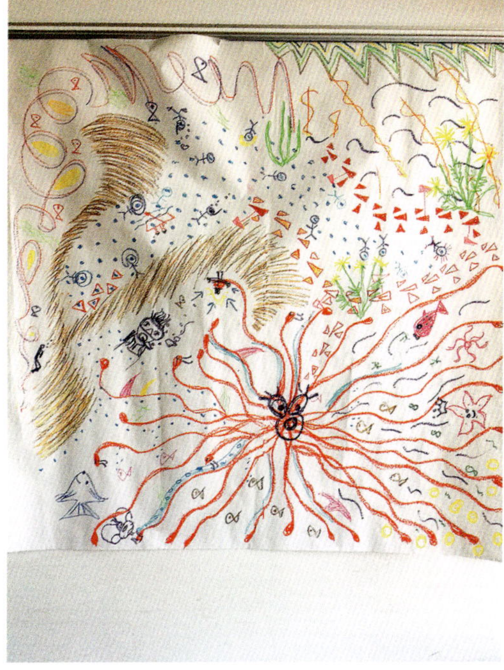

Abbildung 5-25: Ergebnis des gemeinsam ausgestalteten Blattes

Im Verlauf des Gestaltungsprozesses kann jeder für sich entscheiden, wann und wie viel Kontakt er zum Nachbarn oder Gegenüber aufnehmen möchte. Der indirekte Dialog wirkt sich auch auf die Reaktion der Beteiligten aus, allerdings weniger offensichtlich. Jeder bestimmt für sich, wie viel er davon zulassen möchte.

Stimmen aus der Reflexionsrunde:

„Ich habe gesehen, wie du die Blätter auf deiner Seite gemalt hast. Da dachte ich mir, das könnte ich auf meiner Seite auch probieren, und so habe ich bei mir auch Blätter gemalt. Das hat mich sehr angeregt."
„Wie die mit dem Lila angefangen hat, war ich erschrocken. Wie kann man nur so eine Farbe wählen – das hätte ich nie gemacht, hat aber dann doch irgendwie gepasst. Ein wenig Lila ist ja auch auf meiner Seite, weiß auch nicht, wie ich darauf gekommen bin."

Abgeänderte Form dieser Übung

Die Gestalter sitzen um einen großen Tisch herum, darauf haben Sie ein großes Blatt Papier befestigt. Sie als Begleiter nehmen ein Wollknäuel zur Hand.

Phase – Ankommen/Einstieg + Phase – Kontaktaufnahme
Werfen Sie den Wollknäuel in die Runde, einer der Beteiligten fängt es auf. Lassen Sie ihn das Fadenende mit Klebeband vor sich auf dem großen Blatt an der Stelle befestigen, wo er das Knäuel auffing.

Phase – Interaktion/Intensivierung des Kontakts
Der Teilnehmer wirft das Knäuel einem anderen zu. Dort, wo dieser den Ball auffing, heftet auch er nun den abgerollten Faden auf dem Blatt vor sich fest. So geht es fort, bis auf dem Blatt eine Struktur aus Fäden entsteht – die Grundlage für die weitere Ausgestaltung (Beispiel dieser Übung siehe **Abbildung 5-26 bis 5-31**). Ist das Blatt fertig gestaltet, können die Beteiligten entscheiden, ob das Fadengeflecht stehen bleiben oder abgenommen werden soll.

Bei dieser Variation tritt gleich zu Beginn des Prozesses ein spielerisches Element hinzu. Das Gemeinsame kommt so schneller zum Tragen. Bereits in diesem ersten Teil entsteht etwas Gemeinsames, was sich durch die gesamte Ausgestaltung hindurchziehen kann.

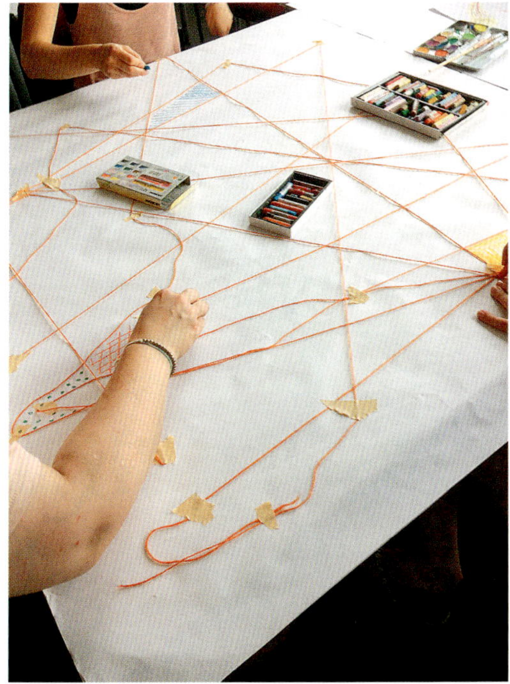

Abbildung 5-26: Beginn der Ausgestaltung nach Befestigung der Wollfäden

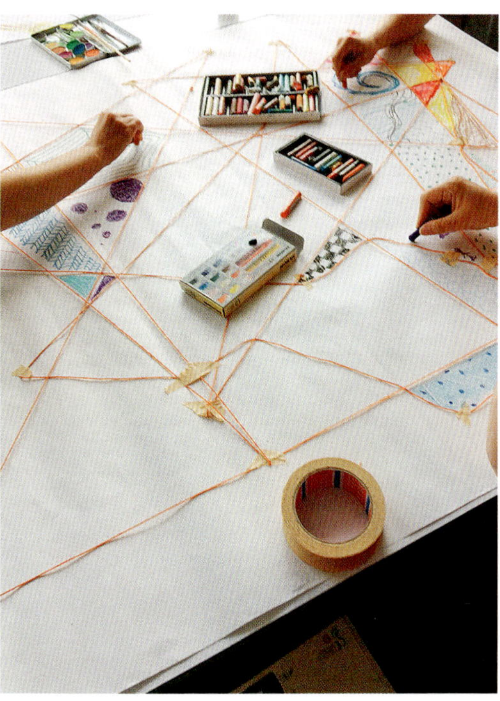

Abbildung 5-27: Individuelle Gestaltung der Beteiligten

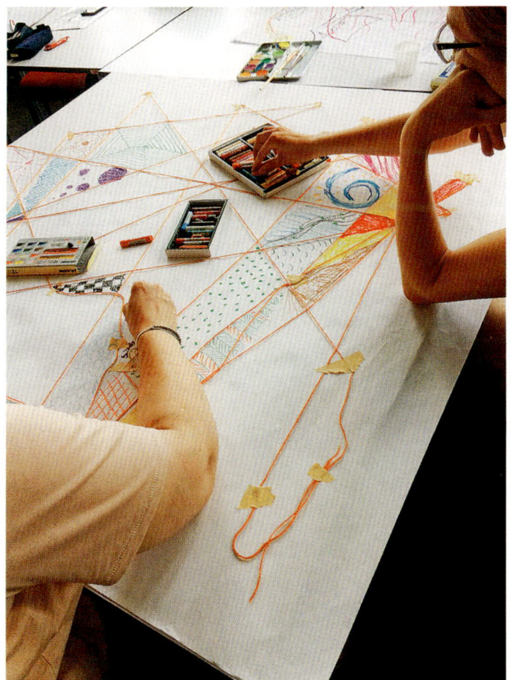

Abbildung 5-28: Individuelle Gestaltung der Beteiligten

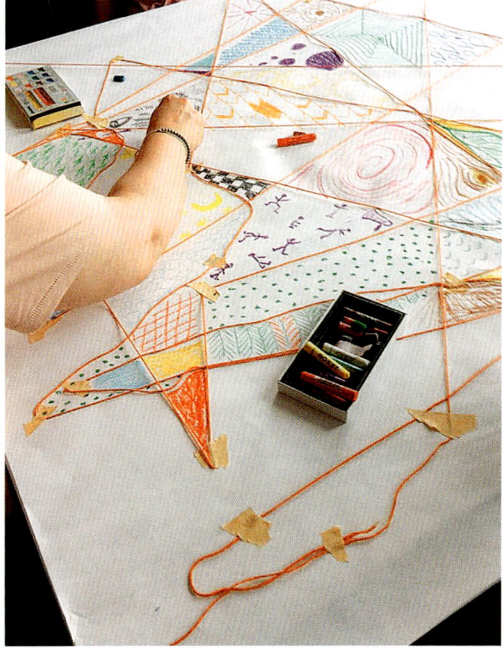

Abbildung 5-29: Kontakt und Beobachtung seitens der Beteiligten wechseln sich ab

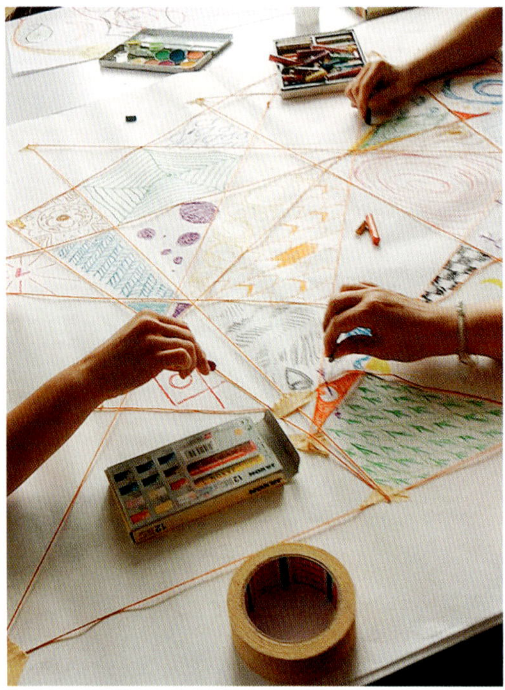

Abbildung 5-30: Kontakte werden unmittelbar und intensiv

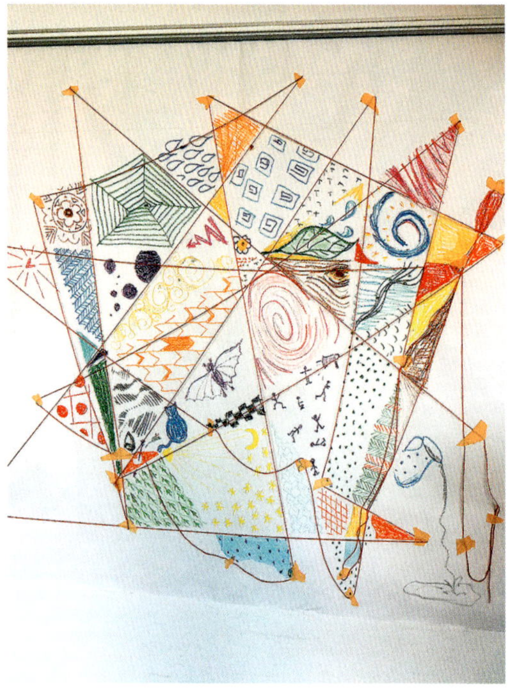

Abbildung 5-31: Fertiggestellte Gestaltung, bereit für Feedback und Reflexionsrunde

5.2.3
Eine Gruppe kennt sich bereits

Sind die Teilnehmer einer Gruppe bereits miteinander vertraut, können Sie bestimmte Vorübungen zum näheren Kennenlernen weglassen. Jeder der Beteiligten dürfte wissen, worauf er sich in dieser Gruppe einlässt. In jedem Fall wäre es wichtig, dass Sie an die Gruppenregeln erinnern.

Übung 15:
Collagengestaltung in der Gruppe

Die Collage als analoge Kommunikationsmöglichkeit eröffnet beim Gestalter ein weites Spektrum an Ausdrucksmöglichkeiten, ohne Anspruch auf künstlerische Fähigkeiten zu erheben. Es ist ein Prozess des Wahrnehmens, Aufgreifens, Aussuchens und Weiterverwendens, um daraus Neues zu entwickeln. Wie schon Charlotte Kollmorgen in ihrem Buch Collagentherapie schreibt „... bietet die Collage, da sie mühelos, in begrenzter Zeit, ohne künstlerische Vorbildung gestaltet werden kann, einen spontanen, kreativen Einstieg in die phantasievolle Gestaltung. So bietet sie die Möglichkeit zu dringend erforderlicher Entspannung, kann zur Auseinandersetzung, zum Gespräch im Bild, zum Verstehen seiner Selbst führen" (Kollmorgen, 1989, S. 41). In ihren Beispielen geht es auch um Gruppen, in denen die Beteiligten jeder für sich ihre eigene Collage gestalten.

In der hier angeführten Übung gestalten alle Beteiligten gemeinsam an einer Collage.

Ziel: Vom Ich zum Du und zum Wir, gemeinsame Beziehungsgestaltung, Ausloten von Akzeptanz.
Zielgruppe: Jugendliche, Erwachsene.
Material: großes Blatt, Klebeband, Papierkleber (z. B. Fixogum), Scheren, Zeitschriften.

Vorgehensweise:

Schritt 1

Phase – Ankommen/Einstieg
Jeder der Beteiligten nehme sich zwei bis drei Hefte und blättere diese erst einmal durch, beim nochmaligen Durchsehen mögen die Beteiligten das für sie Interessante ausschneiden oder -reißen (**Abbildung 5-32**). Es können sowohl Bilder, Personen, wie auch Schriftzüge genommen werden, dabei sollten es mindestens zehn und nicht mehr als 15 Teile sein (**Abbildung 5-33**). Bitten Sie die Beteiligten, während der Übung möglichst nicht miteinander zu sprechen.

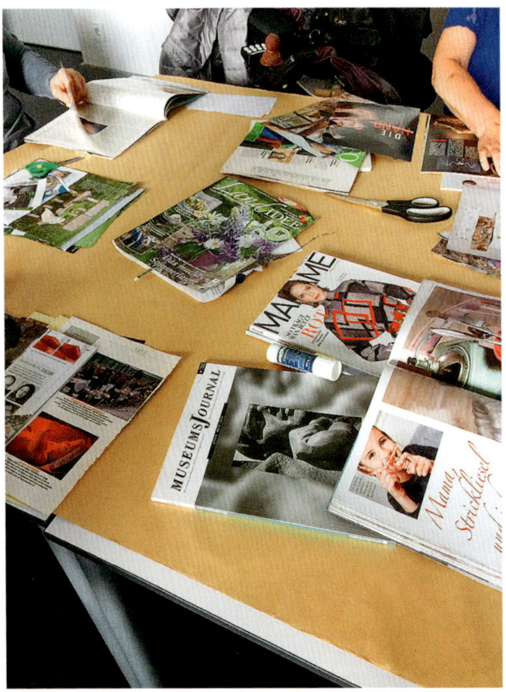

Abbildung 5-32: Die Beteiligten blättern die ausgewählten Hefte durch

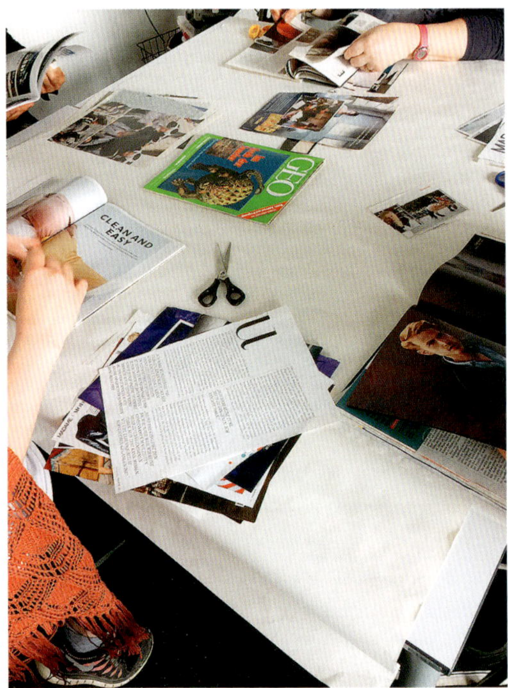

Abbildung 5-33: Bei der zweiten Durchsicht werden max. 15 Blätter dem Heft entnommen

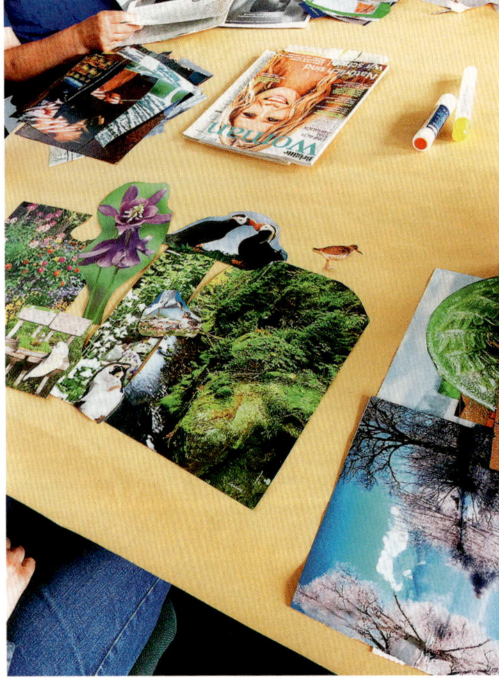

Abbildung 5-34: Das eigene Thema fügt sich beim Aufkleben

Jeder lege nun einzelne Teile vor sich auf das große Blatt, es müssen nicht alle Ausschnitte sein, nur was ihm oder ihr am wichtigsten ist (**Abbildung 5-34**). Die restlichen Teile heben sich die Teilnehmer auf, sie werden noch gebraucht.

Schritt 2

Phase – Kontaktaufnahme

Als Nächstes sollen sich jeweils zwei bis drei Personen zusammenfinden und auf dem Blatt eine Verbindung zwischen sich herstellen (**Abbildung 5-35**). Für diese Bahn an Ausschnitten können sie die verbliebenen Teile nutzen.

Schritt 3

Phase – Interaktion/Intensivierung des Kontakts

Haben alle Beteiligten im paarweisen Kontakt ihre „Wege“ belegt, lassen Sie die Gruppe gemeinsam in Aktion treten: Die restlichen Flächen sind nun gemeinsam auszugestalten, zunächst mit übrig gebliebenen Teilen. Ist alles verarbeitet, können hierzu weitere aus den Zeitschriften geschnitten oder gerissen werden.

Achten Sie bitte unbedingt darauf, dass die Gestalter die anfangs gewählten Collagenteile benützen und sich erst dann neue suchen. Das ist darum so wichtig, weil beim

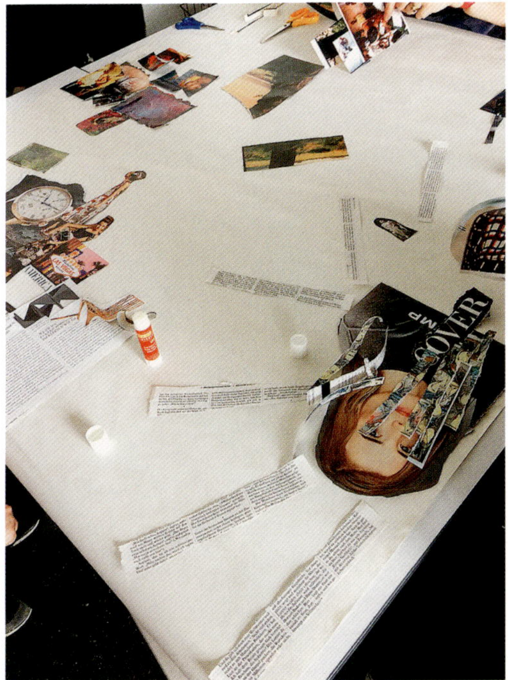

Abbildung 5-35: Versuch eine Verbindung zum Partner herzustellen

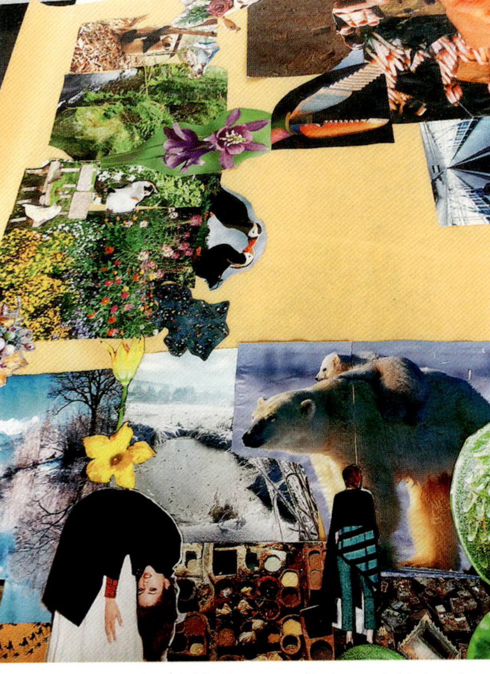

Abbildung 5-36: Die Verbindung zum Partner wird intensiver

*ersten Heraussuchen ein unbewusstes Thema oder Interesse den Einzelnen bewegte. Dieses tritt zurück, je mehr der gemeinsame Gestaltungsakt im Vordergrund steht und der Wunsch sich aufdrängt, ein „Bild" gestalten zu wollen (***Abbildung 5-36***).*

Es geht an dieser Stelle nicht darum, einen gemeinsamen Konsens zu finden, sondern das Eigene in eine Gemeinschaft einzufügen. Sagen Sie den Beteiligten, sie könnten ihren Platz auch verlassen, um das Geschehen aus einer anderen Perspektive zu erleben. Vor allem der gemeinsam zu gestaltende Raum ist so leichter überschaubar als von einer Stelle aus. Für die gemeinsam gestaltete Fläche gilt: Aufgelegte Teile eines anderen dürfen nicht einfach weggenommen oder verändert werden, bestehen Sie notfalls darauf, dass man die festgelegten Gruppenregeln respektiert.

Wer zufrieden ist mit dem Gelegten, klebt seine Collagenteile nun fest. Sind alle Teile fixiert, die auf das Blatt kommen sollten, endet der Prozess.

Schritt 4

Phase – Verbaler Austausch

Verbale Reflexion des gesamten Prozesses: Sie gehen zuerst in eine Feedbackrunde, damit hochgekommene Wahrnehmungen und Empfindungen Raum finden können. Danach reflektieren die Beteiligten den Prozess, angeregt durch Ihre begleitenden Fragen.

Übung 16: Märchen im Dialog

Märchen haben uns Menschen, ob groß oder klein, schon immer fasziniert und zu Fantasien angeregt. Märchen können für alle Altersgruppen eigesetzt werden, ob zu zweit oder in der Gruppe. Allein das Wort Märchen erzeugt bei den Beteiligten Assoziationen und regt die Fantasie an. Gleich, ob es alte Volksmärchen oder Märchen aus neuer Zeit sind: Es geht um das Eintauchen in eine fantasievolle Welt, die sich meist im Gestaltungsprozess mit Erlebnissen, Lebenserfahrungen, Wünschen und Träumen der Gestalter verbindet. Die entstandenen Gestaltungen können betrachtet werden, sie sind das eigene und doch nicht das eigene Bild – es sind ja Motive und Figuren aus einem Märchen. Das schafft Distanz, die der Gestalter oft benötigt, damit er mit den ihn bewegenden Themen besser umgehen kann (Kast, 1993, S. 8ff.).

Ziel: Anregung der Fantasie; Externalisierung der eigenen Geschichte; Verbindung mit den anderen in der Gruppe; Einfügung in ein großes Ganzes.
Zielgruppe: Kinder, Jugendliche, Erwachsene.
Material: A4-Blätter; großes Blatt für die Gruppengestaltung; verschiedene Materialien (Ölpastell-, Pastellkreiden, Wasser- und Gouachefarben), Pinsel, Papierkleber (z.B. Fixogum), Kreppklebeband, Scheren.

Wichtig! Um diese Übung einzusetzen, müssen Sie darum wissen, was die Teilnehmer mit Märchen verbinden. Bestehen schlechte Erfahrungen aus der Kindheit oder aus einem anderen Abschnitt ihres Lebens, würde ich diese Übung nur in bestimmten Fällen im therapeutischen Setting benützen.

Vorgehensweise:

Phase – Ankommen/Einstieg

Lassen Sie die Gruppe um einen großen Tisch herum Platz nehmen. Sie oder einer der Teilnehmer befestigt darauf ein großes Blatt. Erläutern Sie zunächst die Aufgabe: Jeder soll mit dem Material seiner Wahl eine ihm vertraute, beliebte, bekannte Märchenfigur gestalten.

Bevor es ans Werk geht, können Sie die Teilnehmer mit einer Imaginationsübung[5] an das Thema heranführen. Ob es dieser Übung bedarf, zeigt sich meist in der Einführung, wenn Sie nach Erinnerungen an Märchen fragen. In manchen Gruppen finden die Beteiligten ihre Märchenfiguren auch so.

5 Imagination: Sie schließen die Augen, wenn es möglich ist – wenn nicht, suchen Sie sich einen Gegenstand, auf den Sie schauen. Achten Sie auf ihren Atem, ohne diesen zu beeinflussen, das Ein-und Ausatmen; gehen Sie gedanklich zu Ihren Schultern, Armen, Händen und nehmen Sie das Wort „Loslassen" mit dazu; dann gehen Sie gedanklich zu Ihrem Oberkörper, zu Gesäß und Beinen und Füßen, immer mit dem Wort „Loslassen" ... Nun stellen Sie sich vor, Sie sitzen in einer Ihnen sehr angenehmen Umgebung und schlagen ein Buch auf: Es ist ein Märchenbuch mit Bil-

Schritt 1

Die Beteiligten nehmen sich ein A4-Blatt und wählen das Material, mit dem sie ihre Märchenfigur darstellen möchten. Achten Sie unbedingt darauf, dass alle gemeinsam am großen Tisch arbeiten und sich nicht etwa Einzelne einen getrennten Platz suchen. Der Tisch und das darauf liegende große Blatt führen die Gruppe schon indirekt zusammen und ermöglichen das Dialogische Gestalten.

Der erste Übungsschritt ist abgeschlossen, wenn alle Beteiligten mit ihrer Märchenfigur fertig sind.

Schritt 2

Die Teilnehmer mögen nun Wesen und Eigenschaften ihrer Figur auf ein weiteres A4-Blatt aufschreiben.

Ist ein Aufschreiben nicht möglich – etwa bei Kindern, aber auch bei Erwachsenen, denen das Schreiben Mühe bereitet – sparen Sie dies aus. Dann sind Sie als Begleiter gefordert, Details zu erfragen, damit die einzelne Figur den anderen Gruppenmitgliedern greifbar wird.

Phase – Kontaktaufnahme

Haben die Beteiligten Eigenschaften und alles, was die Figur ausmacht, festgehalten, sollen die Teilnehmer reihum ihre Notizen vorlesen, die anderen fragen nach.

Die Interaktion regen Sie an, indem Sie etwa einwerfen „... Sie sagten, der Hänsel ist manches Mal auch sehr traurig, wo zeigt sich denn das ...? Kennen die anderen auch den traurigen Hänsel ...?“

Schritt 3

Lassen Sie die Beteiligten ihre Figuren ausschneiden und einzeln auf das große Blatt legen. Jeder Teilnehmer sucht für seine Figur die passende Stelle. Sind alle Beteiligten einverstanden mit der Platzierung, klebt jeder eine Märchenfigur auf das Blatt. Sagen Sie den Teilnehmern, sie möchten bei den nun folgenden zwei Arbeitsschritten nicht miteinander reden.

---

dern. Beim Durchblättern tritt Ihnen eine Figur entgegen, die Sie kennen, und die Ihnen vertraut ist. Schauen Sie sich die Figur genau an (Lassen Sie den Teilnehmern viel Zeit, sich auf die Vorstellung einzustellen.) ... Nun lenken Sie Ihre Aufmerksamkeit wieder auf Ihren Atem, auf Ihren Körper ... Sie können sich nun rühren, öffnen Sie Ihre Augen, wenn Sie diese geschlossen hatten.

Schritt 4

Phase – Interaktion/Intensivierung des Kontakts
Nun gilt es, gemeinsam das Umfeld auszugestalten. Ermutigen Sie die Gestalter, sie mögen das gesamte Blatt nutzen. Die Materialien stehen zur freien Wahl, Absprachen sind also unnötig.

Schreiten Sie ein, wenn sich Teilnehmer abstimmen wollen. Ansonsten steht zu befürchten, dass die Beteiligten sich wieder um ein „schönes" Gesamtbild bemühen. (Um genau das geht es hier nicht.)

Sagen Sie den Teilnehmern, sie könnten gern auch aufstehen, die Plätze wechseln oder um den Tisch herumgehen. Ein indirekter Dialog in Bewegung ausgeführt, löst beim Gestalten mitunter Gedankenkonstrukte aus.

Schritt 5

Das Blatt ist ausgestaltet, die Teilnehmer nehmen sich nach und nach aus dem Prozess heraus. Das ist die rechte Zeit für Feedback und Reflexion des Prozesses. Die Begleitung durch Sie ist für den Ausgang entscheidend. Sie können die Übung hier beenden oder in einem weiteren Schritt fortsetzen.

Schritt 6 (wahlweise)

Stellen Sie die Teilnehmer vor die Aufgabe, das entstandene Blatt als Grundlage für ein Märchen zu nehmen. Das große Blatt dient dabei als Illustration. Protagonisten sollen die bereits eingeführten Figuren sein (Schritt 2). Im Inhalt des Märchens werden sich viele Aussagen aus der Feedback-Runde und Verhaltensweisen aus dem gemeinsamen Gestalten (Schritt 5 und 4) widerspiegeln.

Eine Gruppe von sechs Personen arbeitet regelmäßig einmal die Woche für zwei Stunden in der ambulanten Kunsttherapie. Die Beteiligten sind höchst unterschiedlich motiviert: Zwei Frauen und ein Mann mittleren Alters kennen diese Therapieform bereits aus der Behandlung in einer Klinik für Psychiatrie und Psychosomatik. Sie suchen eine Möglichkeit, dies weiterzuführen. Zwei Teilnehmerinnen (Ende 30 und Mitte 40) stecken in einer Lebenskrise. Trotz verschiedener Beratungen können sie an sich bisher keine Entwicklung erkennen. Ein suchtkranker Teilnehmer (Mitte 50) hat einen erfolgreichen Alkohol-Entzug hinter sich. Alle Beteiligten sind berufstätig, was sie aber nur bedingt erfüllt.
In der Gruppe kam der Wunsch auf, gemeinsam an einer Gestaltung zu arbeiten, dann aber der Zweifel, ob dies nicht zu nahe werde und das Eigene dabei untergehe. Auf die Bedenken ging aber niemand ein. Letztendlich gab die Äußerung einer Gruppenteilnehmerin den entscheidenden Impuls: „... es müsste halt etwas Fantasievolles sein, da kann jeder entscheiden, wie viel er mitspinnt und wie viel davon Realität ist ...". Dieser Aussage stimmten alle zu, und so kam es dann zu oben beschriebener Übung.

Im ersten Schritt (Märchenfigur gestalten) konnten sich die Beteiligten kaum von ihrer gewählten Figur losreißen. „... mein Aschenputtel ist mir noch im Traum erschienen, wenn ich mal zum Fasching gehe, weiß ich jetzt als was ..." Im zweiten Schritt (Wesen und Eigenschaften der Märchenfiguren beschreiben) tauchten eigene biografische Anteile auf, aber auch verborgene Wünsche. „Der Hänsel ist ganz schön mutig, das würde ich mir auch mal wünschen ..." Zeitweise schienen die Figuren in den Hintergrund zu rücken und die eigene Geschichte trat in den Vordergrund.
Diese beiden Schritte nahmen die volle Länge einer Sitzung ein, also zwei Stunden. Am Ende sammelte die Gruppe noch auf meine Anregung hin gemeinsame Aspekte und fand einen guten Abschluss. Bei der nächsten Zusammenkunft gelang es der Gruppe, im Austausch von Gedanken und Erfahrungen gut an die vorangegangene Sitzung anzuschließen, worauf sie zum dritten Schritt übergehen konnte (Blatt gemeinsam mit den ausgeschnittenen Figuren ausgestalten). Es habe der Gruppe gut getan, so die Teilnehmer zum Abschluss, dass sie ohne Worte weitergestalten konnten, sie tauchten gemeinsam in einen Prozess ein, der sie in eine fantasievolle Welt geleitete. Das genau war ja auch ihr Anliegen. Das aufgeschriebene Märchen dazu krönte den Prozess. So vermochte es diese Übung, sowohl das Eigene, als auch das gemeinsame fantasievoll zu verbinden.
In einer anderen Gruppe und zu einem anderen Thema verfassten die Beteiligten bei dieser Übung diesen Text (Schritt 6): „Das Kind aus Rumpelstilzchen träumt von einer gigantischen und farbenfrohen Märchenexplosion, in der doch so manches durcheinandergerät: So wartet der Froschkönig sehnlichst auf seine Prinzessin; Rumpelstilzchen überlegt fieberhaft, wie er an die goldene Kugel kommen kann; der Schneemann bleibt trotz Sonne ziemlich cool; Joringel hat den Zauberspruch vergessen, um Jorinde zu verwandeln, und der böse Wolf denkt – wie immer – nur ans Fressen." Eine bunte Geschichte, die einladen soll, weiterzudenken!
Die Beteiligten dieser Geschichte – zwei Studenten und drei Teilnehmer aus der Kunsttherapie – hatten die Übung im Rahmen des Studiums Generale an der Evangelischen Fachhochschule Dresden ausgeführt.

Phase – Verbaler Austausch

Verbale Reflexion des gesamten Prozesses. Dabei ist es auch interessant, wie die Märchenfiguren sich verändert haben.

Übung 17: Ballonfahrt

Wer möchte nicht auch einmal über die Dächer und Landschaft fliegen? Diese Übung regt an, gemeinsam auf eine fantasievolle Reise zu gehen.

Ziel: Eigenes mit Gemeinsamem in Verbindung bringen; Anregung der Fantasie; Stärkung und Einsatz der Ressourcen.
Zielgruppe: Für alle Altersstufen; erfahrungsgemäß besonders für Kinder und Senioren (Gruppe bis zu acht Teilnehmer).
Material: Lange Papierbahn (Tapetenrolle, keine Raufasertapete und keine mit Muster) Gouachefarben, Pinsel, Kleber, Fotos.

Vorgehensweise:

Die Teilnehmer sollen zu dieser Übung Fotos von sich selbst mitbringen, möglichst, wo sie alleine abgebildet sind und das Gesicht gut erkennbar ist. Lassen Sie die Gruppe um einen großen Tisch herum sitzen und auf diesem rundherum die Papierbahnen befestigen.

Phase – Ankommen/Einstieg
Jeder gestalte nun den Teil der vor ihm liegenden Bahn unter dem Aspekt, was man alles in der Natur draußen sieht: Pflanzen, Wiesen Berge, Wege, Tiere ..., ein kleines Stück Natur. Wichtig! Das obere Drittel der Bahn soll durchgängig frei bleiben. Nach dem ersten Gestaltungsgang ist also ein langer leerer Streifen verblieben. Die Beteiligten mögen sich passendes Material aussuchen und auf diesem Streifen den Himmel gestalten.

Phase – Kontaktaufnahme + Phase – Interaktion/Intensivierung des Kontakts
Fordern Sie die Teilnehmer auf, die einzelnen Bahnen zusammenzufügen und das Gesamtbild zu betrachten. Wie die Gestalter es wünschen, können sie noch Übergänge zu den Himmel- und Landschaftsabschnitten ihrer Nachbarn gestalten.

Phase – Verbaler Austausch
Eine weite, vielfältige Landschaft ist entstanden, zu der jeder nach seiner Art und Weise wesentlich beigetragen hat. Während die Gestaltung leicht abtrocknet, ist Zeit für Feedback und Reflexion. Sollte das an dieser Stelle noch nicht möglich sein, dann schieben Sie eine weitere Gestaltung ein:

Phase – Ankommen/Einstieg (wahlweise)
Jeder bekommt ein A4-Blatt und gestaltet darauf einen Ballon mit Korb so, dass er das mitgebrachte Porträt-Foto, ausgeschnitten oder als Ganzes, aufkleben kann.

Nun sitzen die Gestalter in ihrem Ballon ... Lassen Sie die Beteiligten ihre Ballons mitsamt den Fotos ausschneiden und mit Kleber auf die große gestaltete Bahn aufbringen. Ist die erste Gestaltung nach dem verbalen Austausch bereits trocken, können die Teilnehmer ihre Ballons auch direkt auf die Gestaltung malen und darin ihre Fotos platzieren.

Phase – Verbaler Austausch

Auch diese Übung und schlussendlich den Gesamtprozess schließen Sie durch Feedback und Reflexion ab.

Welche Landschaft ist entstanden! Wo fliegen wir hin? Was sehen wir da unten alles! Nicht selten habe ich bei dieser Übung – ob bei Kindern oder Senioren – Begeisterung und Staunen erlebt, als das große Gesamtwerk betrachtet wurde. In einer Kunsttherapiegruppe im Seniorenheim waren die Beteiligten, auch wenn sie in der Kunsttherapiestunde gemeinsam gestalteten, jeder für sich, und es baute sich selten Kontakt untereinander auf. Mit dieser Übung kam es zum ersten Male zu intensiven Gesprächen und Austausch. In der Abschlussbetrachtung meinte eine Teilnehmerin: „Wenn ich uns da so fliegen sehe in den Ballons, muss ich sagen, wir sind doch eine tolle Truppe ...“

Übung 18: Klecksbild

Diese Übung eignet sich besonders gut für eine spontane Interaktion in einer Gruppe.

Ziel: Interaktion, Spontanität, Akzeptanz, Toleranz.
Zielgruppe: Für alle Altersgruppen.
Material: Großes Blatt (Größe richtet sich nach der Anzahl der Personen, mindestens A0), großer langer Malerpinsel, Schnüre oder kräftige Wolle, vier flüssige Farben in Gläsern, Klebeband.

Vorgehensweise:

Phase – Ankommen/Einstieg + Phase – Kontaktaufnahme
Ein oder zwei Teilnehmer heften das große Blatt mit Klebeband auf den Boden. Derweil befüllen Sie vier nicht zu hohe Gläser mit unterschiedlichen Farben und stellen an jede Kante des Blattes eines der Gläser. Geben Sie jedem Teilnehmer eine Schnur. Jeder bindet seine Schnur am Malerpinsel an. Die Beteiligten halten ihre Schnur und postieren sich so um das Blatt, dass der Malerpinsel über der Blattmitte gespannt schwebt und sie ihn gut bewegen können.

Phase – Interaktion/Intensivierung des Kontakts
Bitten Sie die Teilnehmer, während der Übung nicht zu sprechen! Die Beteiligten halten die Schnüre gespannt, sodass der Pinsel das Blatt nicht berührt. Nun beginnt die Gestaltung, ein Prozess des Senkens, Ziehens, Lockerlassens, Eintauchens. In dieser Weise verteilen die Gestalter ungehemmt Farbkleckse über das Bild.

Möchten Sie etwas Bestimmtes vorgeben, dann lassen Sie die Beteiligten erst einmal eine „Trockenübung" machen. Ungeübte könnten sonst schnell frustriert sein, und Spaß und Wirkung dieser Übung gehen verloren.

Phase – Verbaler Austausch
Abschluss mit Feedback und Reflexion.

Übung 19: Innere und äußere Landschaft

Landschaften mit ihren unterschiedlichen Ausformungen und Facetten haben Menschen schon immer bewegt und sie in unterschiedliche Stimmungen versetzt. Nicht umsonst nehmen daher in der Kunst Landschaftsbilder und -schilderungen einen großen Raum ein. Für das Dialogische Gestalten bietet sich das Thema Landschaft geradezu an: Allein schon Landschaftsdarstellungen zu betrachten, ruft Stimmungen wach und setzt einen inneren Dialog in Gang. Eine eigene Landschaft zu gestalten, kann den Prozess vertiefen und die innere Landschaft der Beteiligten erscheinen lassen (siehe Janschek-Schlesinger, 2000).

Diese Übung können Sie im Einzel-Setting, als Partnerübung oder auch in Gruppen anwenden.

Ziel: Innere Landschaft sichtbar machen und zu einer äußeren gemeinsamen Landschaft verbinden.
Zielgruppe: Jugendliche, Erwachsene.
Material: A3-Blätter, ein großes Blatt, Pastellkreide, Aquarellfarben, Gouachefarben, Pinsel, Klebeband, Wassergläser.

Vorgehensweise:

Die Beteiligten sollten sich zunächst allgemein mit dem Thema Landschaft beschäftigen. Schauen Sie sich etwa gemeinsam Landschaftsdarstellungen an oder lassen Sie die Teilnehmer Landschaftserlebnisse austauschen. Es kann auch eine Fantasiereise sein, bei der ein Gruppenmitglied die anderen in eine ihm vertraute Landschaft entführt.

Schritt 1

Phase – Ankommen/Einstieg
Lassen Sie die Beteiligten nun auf einem A3-Blatt mit dem Material ihrer Wahl ihre eigene Landschaft gestalten. Wie lange die Übung dauert, legen Sie je nach Kontext der Übung fest.

Eine halbe bis Dreiviertelstunde dürfte genügen. Ist weniger Zeit, werden sich die Teilnehmer nicht ausreichend auf das Thema einlassen können. Haben sie zu viel Zeit, geschieht es nicht selten, dass sie beginnen, ihre Bilder zu verschönern. Die Aufmerksamkeit richtet sich dann womöglich weniger auf die innere Landschaft als auf die technische Umsetzung.

Phase – Kontaktaufnahme
Ist die Gestaltung beendet, mögen die Teilnehmer als Erstes beschreiben, was sie im Innern wahrgenommen haben, und sich danach erst über die entstandenen Bilder austauschen. Sie können vorschlagen, dass jeder über sein eigenes Bild spricht, oder dass die einzelnen Bilder nacheinander gemeinsam betrachtet werden. Lassen Sie die Gruppe Unterschiede und Gemeinsamkeiten herausfinden.

Schritt 2

Bitten Sie die Teilnehmer, aus ihrem Blatt eine Stelle auszuwählen, einen Ausschnitt, der ihnen besonders wichtig ist. Dass sich die Gestalter schon über die Bilder ausgetauscht haben, dürfte die Auswahl erleichtern.

Tipp: Sollten Sie Passepartouts verschiedener Größe zur Hand haben, lassen sich die Ausschnitte leichter bestimmen.

Schritt 3

Jeder soll nun am Tisch sitzend vor sich auf dem großen Blatt den ausgewählten Landschaftsausschnitt nachgestalten. Stellen Sie der Gruppe frei, ob sie sich auf ein gemeinsames Material einigt, ansonsten verwendet jeder sein Material noch einmal. Sagen Sie den Gestaltern, es komme nicht darauf an, den Ausschnitt so genau wie möglich zu übertragen, sie dürften ihn gegenüber dem Ursprungsbild auch verändern. Während der Arbeit möchten sie nicht miteinander sprechen.

Phase – Interaktion/Intensivierung des Kontakts
Hat jeder seinen Landschaftsausschnitt vor sich liegen, sollen noch Verbindungen zu den jeweiligen Partnern links und rechts entstehen – soweit diese nicht bereits im indirekten Dialog entstanden sind.

Phase – Verbaler Austausch
Feedback und Reflexion

Schritt 4

Phase – Interaktion/Intensivierung des Kontakts
Blieb die Blattmitte frei, kann sich die Gruppe zusätzlich noch dieser zuwenden. Als Anregung können Sie auf die Gemeinsamkeiten verweisen, die die Beteiligten anfangs herausfanden (Schritt 1). Die Gruppe soll sich verständigen, wie sich das Gemeinsame abbilden lässt, und setzt dies zum Abschluss auf der verbliebenen Fläche um. Damit endet der Gesamtprozess.

Das so entstandene Gesamtbild führt individuelle Stimmungen und innere Landschaften zu einer gemeinsamen äußeren Landschaft zusammen.

Übung 20: Ich – du – wir: Wir gestalten eine Stadt oder ein Dorf

Das eigene Haus zu bauen, zu formen bringt die Beteiligten unmittelbar in Kontakt mit sich selbst und durch das Zusammenführen der entstandenen Häuser in Kontakt mit dem unmittelbaren System.

Ziel: Bewahrung der eigenen Individualität und Zusammenführung in der Gemeinschaft, Interaktion; Entdeckung von eigenen und gemeinsamen Ressourcen.
Zielgruppe: Alle Altersgruppen.
Material: Ton/Gasbeton (auch Porenbeton) oder verschiedene Materialien, Karton, Acrylfarben, Kleber, Scheren, Tacker.

Vorgehensweise (Ton als Grundmaterial):

Schritt 1

Phase – Ankommen/Einstieg
Die Beteiligten stechen sich einen Klumpen Ton ab, von einem 10-Kilogramm-Tonstück circa ein Drittel. Die Aufgabe lautet, sich selbst in Ton als Haus zu formen.

Hinweis: Für Kinder ist das Thema schwierig, sie sollten besser ohne das Thema Häuser frei gestalten.

Sind alle fertig, stellt jeder sein Haus der Gruppe vor.

Entscheiden Sie, ob bereits an dieser Stelle ein erstes Feedback mit Reflexion hilfreich wäre. So könnten etwa gewisse Merkmale des jeweiligen Hauses im therapeutischen Kontext sehr aufschlussreich sein: Hat das Haus Türen und Fenster, sind diese geöffnet oder geschlossen? Ist ein Rauchfang vorhanden? Kann man in das Haus hineinsehen? Wie sieht das Dach aus? Solche Betrachtungen können den folgenden Prozess vertiefen und Ihnen wertvolle Hinweise zum weiteren Vorgehen liefern.

Schritt 2

Bei genügend Zeit und einer geraden Teilnehmerzahl bietet es sich an dieser Stelle an, jeweils zwei Personen gemeinsam ein Haus formen zu lassen. Ansonsten überspringen Sie diesen Schritt.

Phase – Ankommen/Einstieg + Phase – Kontaktaufnahme
Die Beteiligten sollen sich eine gleich große Menge Ton nehmen wie im Schritt-1 für eine Person. Vom Tonklumpen nimmt sich jeder die Hälfte. Sagen Sie den Teilnehmern, sie möchten sich zunächst über die Art des Hauses einigen, also ob etwa ein Wohnhaus oder ein öffentliches Gebäude entsteht.

Das Notwendigste muss vor dem Gestalten geklärt sein, denn während des Modellierens sollte so wenig wie möglich gesprochen werden.

Phase – Verbaler Austausch
Nach Fertigstellung folgen wieder Feedback und Reflexion.

Schritt 3

Phase – Interaktion/Intensivierung des Kontakts
Nun geht es darum, die entstandenen Häuser auf einem Tisch oder auf dem Boden anzuordnen. Welchen Platz bekommen die einzelnen Häuser? Bitten Sie als Erstes, jeden sein allein gestaltetes Haus nach seiner Vorstellung zu platzieren. Danach müssen sich die Partner verständigen, wo ihr gemeinsam gestaltetes Haus stehen soll.

Phase – Verbaler Austausch
Haben alle Häuser ihren Platz gefunden, führen Sie die Teilnehmer hin zu Feedback und Reflexion. Beides ist gerade bei dieser Übung wichtig. Stellen Sie solche Fragen wie: Wo sieht sich der Einzelne in der Gemeinschaft – mehr in der Mitte, eher am Rande? Wer sind die unmittelbaren Nachbarn? Wohin weisen Türen und Fenster?

Die Teilnehmer können natürlich jederzeit ihr Haus aus der Gruppe herausnehmen, sollten sie mit dem Platz unzufrieden sein. Fragen Sie nach dem Warum – aus der Reaktion der Betreffenden lassen sich womöglich interessante Rückschlüsse ziehen über die Gruppe und den Einzelnen.

Schritt 4

Zum Abschluss laden Sie die Gruppe ein, eine gemeinsame Form für ihre Gemeinschaft zu finden. Ist es eine Stadt oder eher ein Dorf? Wie soll der Ort heißen? Lassen Sie die Teilnehmer gemeinsame Ressourcen entdecken.

Stellen Sie der Gruppe frei, ob am Ende alle gemeinsam oder nur einige Teilnehmer diese Gemeinschaft noch einmal im Ganzen mit Namen, Geschichte und Besonderheiten vorstellen.

Phase – Verbaler Austausch
Feedback und Reflexion über den ganzen Prozess und die gesamte Übung.

Für diese Übung lassen sich wie gesagt auch andere Materialien benützen. Die Teilnehmer könnten ihre Häuser beispielsweise aus Gasbeton gestalten und dabei auch handwerkliche Fähigkeiten entdecken. Denkbar ist ein bunter Anstrich. Karton als Grundmaterial bietet vielfältige Gestaltungsmöglichkeiten, etwa für ein Haus mit mehreren Etagen. Mit unterschiedlichen Materialien können die Innenräume der Häuser ganz individuell ausgestattet werden.

Diese Variante erfordert mehr Zeit, die einzelnen Schritte reichen meist über mehrere Einheiten – eine Empfehlung für die Projektarbeit.

Übung 21: Ressourcenbaum

Bäume begegnen uns überall, durch die reichhaltige Symbolik finden die Beteiligten rasch Zugang zu dieser Übung.

Ziel: Gemeinsames Entdecken und Aktivierung der Ressourcen einer Gruppe; Differenzierung von Ressourcen; Perspektivwechsel; Einsatz von Ressourcen.
Zielgruppe: Kinder, Jugendliche, Erwachsene; Gruppe; auch Paare, Familie, Team.
Materialien: Ein großer Bogen Papier (Länge circa anderthalb Meter), Gouachefarben, Pinsel, Ölpastellkreiden, Buntstifte, Klebeband, A4-Blätter, Scheren.

Vorgehensweise:

Schritt 1

Phase – Ankommen/Einstieg
Stellen Sie der Gruppe die Aufgabe, jeder möge für sich auf dem A4-Blatt einen Baum gestalten, den er oder sie im Anschluss der Gruppe vorstellt. Bei der Vorstellung sollte jeder reihum einige Worte zu seinem Bild äußern.

Phase – Kontaktaufnahme
Als Nächstes sollen die Teilnehmer gemeinsam auf dem großen Blatt einen Baum so gestalten, dass sich jeder Einzelne wiederfinden kann. Lassen Sie die Beteiligten zunächst besprechen, welchen Umriss der Baum haben und mit welchem Material gestaltet werden soll.

Phase – Interaktion/Intensivierung des Kontakts
Sind sich die Teilnehmer einig, setzt jeder seine Idee um, im indirekten Dialog mit den anderen. Achten Sie darauf, dass die Gruppe nur den Baum ausgestaltet, die noch freien Flächen um den Baum bleiben frei.

Phase – Verbaler Austausch
Feedback und Reflektion zu dieser Übung.

Schritt 2

Phase – Interaktion/Intensivierung des Kontakts + Phase – Verbaler Austausch
Jetzt geht es darum, dass die Gruppenmitglieder einander zeigen, welche besonderen Eigenschaften, Fähigkeiten, Potenziale sie im jeweils anderen erkennen. Reichen Sie den Beteiligten Buntstifte und A4-Blätter aus. Jeder mag in drei bis vier Merkmalen aufschreiben, was er an anderen findet (also etwa: Paul – freund-

lich, Helga – beharrlich, Franz – einfallsreich, Luise – verlässlich). Sind genügend Begriffe gefunden, bitten Sie die Teilnehmer, Symbole dafür zu finden. Die Symbole zeichne jeder auf einem weiteren A4-Blatt auf und schneide sie aus. Sind alle fertig, lassen Sie die Gruppenteilnehmer einander die Symbole vorstellen und die jeweils charakterisierte Person darauf ansprechen. Jedes seiner Symbole befestige der Gestalter schließlich auf dem Baum.

So schmückt sich der Baum allmählich mit den Ressourcen der Gruppenmitglieder. Für ein und dieselbe Person hängt das eine Ressourcen-Symbol vielleicht in der Baumkrone, während sich ein anderes beim Stamm oder bei den Wurzeln findet – das liegt ganz im Blick der Gestalter. Dasselbe Merkmal einer Person wird gewiss auch mit unterschiedlichen Symbolen beschrieben. In dieser Vielfalt der Übung drücken die Beteiligten ihre Wahrnehmungen von verschiedenen Seiten aus.

Schritt 3

Phase – Interaktion/Intensivierung des Kontakts

Halten Sie die Teilnehmer an, im Baum jene Faktoren aufzuspüren, die für die Gruppe in bestimmten Situationen bereits hilfreich waren. Lassen Sie den Beteiligten Zeit, solche Ressourcen zu finden.

Bevor es ans weitere gemeinsame Gestalten geht, erklären Sie die nun folgenden Aufgaben, die Teilnehmer sollen sie selbst unter sich aufteilen:

- Ausgestaltung der restlichen Flächen um den Baum herum
- auf einem separaten Blatt einen Obstkorb zeichnen und ausschneiden
- zu den gefundenen Ressourcen Symbole gestalten und ausschneiden

Wie schon bei der individuellen Gestaltung (Schritt 2) erwähnt, finden sich oftmals unterschiedliche Symbole für ein und dieselbe Ressource. Erklären Sie der Gruppe, dass sie sich zu einer Ressource sowohl auf ein einzelnes Symbol als auch auf eine Kombination aus verschiedenen Symbolen verständigen kann.

Abschließend kommt der Korb zum Baum und wird mit den Symbolen als „Früchten" gefüllt. Die Gruppe einigt sich, wo auf dem Bild der Korb seinen Platz finden soll, einer der Beteiligten fixiert ihn leicht mit Klebeband so auf dem Bild, dass er sich später problemlos abnehmen lässt. In gleicher Weise „füllen" alle mit den gemeinsamen Symbolen ihren Korb.

Das Bild kann der Gruppe nach dieser Sitzung noch lange für den gemeinsamen Austausch dienen. Da die Symbole und der Korb nur angeheftet sind, ist es jederzeit möglich, Symbole hinzuzufügen oder den Korb durch einen größeren zu ersetzen – Ressourcen, die die Gruppe erst später entdeckt oder im Weiteren entwickelt.

Phase – Verbaler Austausch

Feedback und Reflexion über den gesamten Prozesses.

In einer Supervisionsgruppe herrschte sehr negative Stimmung, fünf Teammitglieder einer Beratungsstelle beklagten Überforderung, zu viel Arbeit bei zu wenigen Mitarbeitern und ähnlich allbekannte Themen. Jeder war durch die Belastung so mit sich beschäftigt, dass man einander gar nicht mehr beachtete.
In der Reflexion stellte sich heraus, dass den Beteiligten bereits der Schritt-1 dieser Übung gut tat. So wurde es ihnen möglich, sich langsam an das Thema heranzutasten. In den folgenden zwei Schritten wechselte die Perspektive. Tenor: Ich habe gar nicht bemerkt, was für ein super Team wir sind, mit so vielen Stärken!
Mit Gestaltung ihres Ressourcen-Baums gelang es den Beteiligten, ihre eigenen Vorstellungen einzubringen und zu einem gemeinsamen Ganzen zusammenzufügen. Der Ressourcenbaum hing noch lange Zeit im Büro des Teams, und der Korb wurde auch aufgefüllt.
Diese Übung eignet sich auch sehr gut für Familien und kann zur Stärkung des Systems beitragen.

Übung 22: Schutzraum

Diese Übung eignet sich sehr gut für Personen, die in einem System zusammen sind und gemeinsame Aufgaben ausführen, etwa in Familie oder im Arbeitsverhältnis. Sie ist ebenso für Personen gedacht, die sich noch nicht kennen.
Ziel: Eigene Grenzen erkennen, Distanz-Zonen, Schutzraum aufbauen und stärken, Sichtbarmachung empfindlicher und starker Anteile; Schutz vor Erstarrung innerhalb des Systems.
Zielgruppe: Jugendliche, Erwachsene (Kleingruppe).
Material: A0-Blatt, Ölpastellkreiden, Klebeband.

Vorgehensweise:

Phase – Ankommen/Einstieg + Phase – Kontaktaufnahme
Lassen Sie das große Blatt auf dem Tisch befestigen, an den sich die Beteiligten setzen und ihr Material bereitlegen. Jeder für sich soll zunächst auf dem Blatt vor sich eine Linie ziehen und damit eine Fläche abgrenzen, die den eigenen persönlichen Raum symbolisiert. Sagen Sie den Teilnehmern, sie mögen diesen als ihren Schutzraum verstehen, den es nun individuell auszugestalten gelte (indirekter Dialog).

Phase – Interaktion/Intensivierung des Kontakts
Sind alle Schutzräume gestaltet, ist es an der Zeit, dass die Teilnehmer zusammen die noch freien Stellen auf dem Blatt füllen. Regen Sie die Beteiligten an, dazu auch aufzustehen und an anderen Stellen weiterzugestalten.

Dass der Schutzraum zu wahren ist, hatten Sie schon eingangs deutlich gemacht, Sie müssen also an dieser Stelle nicht nochmals darauf eingehen. Im Gegenteil, auf den Hinweis hin könnte sich die Gruppe womöglich anders als üblich verhalten. Genau das ist es aber gerade, was in der Übung betrachtet und am Ende besprochen sein will.

Phase – Verbaler Austausch
Beim Feedback und Reflektieren des gesamten Prozesses interessant: Wie haben die Beteiligten jeweils ihren Schutzraum gekennzeichnet, wie gestalteten sie ihn aus? Wie gingen sie bei der gemeinsamen Ausgestaltung mit den Schutzräumen um? Was die Beteiligten ungeahnt an sich selbst erkennen, macht diese Übung so überaus spannend.

In einer Team-Supervision setzte ich diese Übung ein, da ich Spannungen in der Zusammenarbeit der vier Frauen bemerkte. Sie selbst können das in den Sitzungen nicht ansprechen.
Bereits in der Schutzraum-Gestaltung werden Unterschiede sichtbar. Frau B. etwa nimmt eine große Fläche in Beschlag, die sie mit kräftig gezogenen Stri-

chen umrandet. Die innere Ausgestaltung der Fläche war mit kräftigem Farbeinsatz umgesetzt und füllte auch die gesamte Fläche aus.
Frau C. beansprucht den kleinsten Raum für sich. Sie wartet, bis ihre Kolleginnen ihre Linien gezogen haben und begnügt sich mit dem übrigen Platz. Ihre Linie zieht sie schwach, die innere Fläche ihres Schutzraumes gestaltet sie nicht ganz aus. Sie wählt florale Motive, der Farbauftrag wirkt fast transparent.
Frau A. und Frau D. gestalten ungefähr gleich große Teile auf dem Blatt aus.
In der gemeinsamen Ausgestaltung zeigt sich schnell, dass der Schutzraum von Frau C. unbeachtet bleibt. Als Frau B. schließlich eine Blume im Schutzraum von Frau C. platziert, setzte sich diese und gibt auf. Die anderen scheinen das nicht zu bemerken und setzen mit den gemeinsamen Gestaltungsprozess fort.
Im Anschluss äußerte Frau C., sie habe sich zurückgedrängt gefühlt, und als Frau B. ihr eine Blume hineinmalte, sei es ihr schließlich zu viel gewesen.
Anhand der Gestaltung und meiner Beobachtungen konnten wir gemeinsam auf sehr anschauliche Weise die einzelnen Schritte besprechen. Im Ergebnis trug die Übung zum gegenseitigen Verständnis der Teammitglieder bei.

Übung 23: Spontanes Malen in der Gruppe

Diese Übung bietet die Möglichkeit, gemeinsam mit anderen Beteiligten den spontanen Impulsen einen Ausdruck zu verleihen und durch den indirekten Dialog von den anderen angeregt zu werden. Dabei ist es auch entscheidend, wie weit die Grenzen der einzelnen Personen aufrechterhalten bleiben, oder mit denen der anderen verschwimmen.

Ziel: Erkennen der eigenen Grenzen, Akzeptanz, Grenzen setzen, inneren Impulsen folgen.
Zielgruppe: Für alle Altersgruppen (zwei bis sechs Personen).
Material: Großes Blatt (je nach Größe der Tischplatte), Gouachefarben, Pinsel, Klebeband.

Vorgehensweise:

Phase – Ankommen/Einstieg
Lassen Sie die Teilnehmer auf einem großen Tisch das Blatt Papier mit Klebestreifen an den Rändern der Tischplatte befestigen. Die Beteiligten stehen um den Tisch herum, jeder hat seine Farben griffbereit, aber so, dass diese beim Gestalten nicht im Wege sind.

Phase – Kontaktaufnahme + Phase – Interaktion/Intensivierung des Kontakts
Mit Pinselschwüngen, also aus der Bewegung heraus, können die Beteiligten zu malen beginnen. Das erleichtert den Einstieg und verhindert, dass bereits zu Beginn fixe Ideen von Bildern entstehen. Zufall und Spontanität sind in diesem Prozess die Partner und sollen die Gestalter begleiten. Aus Erfahrung ergibt es sich von selbst, wann der Prozess endet, meist dann, wenn sich einige hinsetzen und so herausnehmen aus dem Prozess, ohne dass es davor einen gestalterischen „Streit“ gab.

Phase – Verbaler Austausch
Die Übung endet wieder mit Feedback und Reflexion.

Aus der Praxis
Zwei Therapeutinnen kommen zum dritten Mal zur Supervision. Wie zuvor fahren sie sich fest, sind im Thema wie gefangen. Mir bleibt nichts anderes übrig, als die Sitzung zu beenden. Stattdessen bringe ich diese Übung an. Die zwei gehen recht schnell zur Sache, das Blatt ist zum Glück stabil genug, ihr exzessives Gestalten zu ertragen. Am Ende des Prozesses fallen beide fast in ihre Stühle. Sie sind erstaunt und auch fasziniert, was sie gemeinsam gestaltet

haben. Die anschließende Feedbackrunde und die Reflexion sind sehr konstruktiv und bringen ihr mitgebrachtes Thema einer Lösung näher.
Wieder einmal Kind sein zu dürfen, sich frei auf einem Aktionsfeld zu bewegen, kann Festgefahrenes in Bewegung bringen. Diese Übung ermöglicht allen Beteiligten ein Loslassen, eine Art Selbstbefreiung (Schottenloher, 2003, S. 49) und eröffnet die Chance, sich auf Neues einzustellen.

Übung 24: Linienführung in der Gruppe

„Linien führen in das Bild, schaffen ein Gegenüber und öffnen imaginäre Räume“ (Titze, 2012, S. 117). Dieser Prozess kann in einer Gruppegestaltung sehr spannend und aufschlussreich für die beteiligten Gestalter sein, vor allem dann, wenn sich die Linien der Beteiligten annähern, sich letztendlich überschneiden und zu einer neuen Form entwickeln.

Ziel: Begrenzung und Raum schaffen, sich vertiefen und weiten; Interaktion in der Gruppe.
Zielgruppe: Jugendliche, Erwachsene (bis zu vier Personen).
Material: Großes Blatt Papier, Graphitstifte (hart und mittelweich), Klebeband.

Vorgehensweise:

Phase – Ankommen/Einstieg
Auf einem Tisch befestigen die Teilnehmer das Blatt Papier, sie stehen um den Tisch herum. Erklären Sie eingangs, dass keine Abbildungen oder figürliche Darstellungen entstehen sollen, vielmehr gehe es bei dieser Übung um die Linie, den Strich an sich, ohne Bezug auf ein Motiv oder auf Schrift.

Phase – Kontaktaufnahme
Die Beteiligten gestalten im indirekten Dialog: Jeder soll auf dem Blatt Linien ziehen aus einer Bewegung heraus, die ihm gerade entspricht, zuerst nur unmittelbar vor sich auf dem Blatt. Damit wird vermieden, dass gleich zu Beginn einer den gesamten Raum für sich einnimmt. Alles Weitere überlassen Sie dem Prozess.

Phase – Interaktion/Intensivierung des Kontakts
Die Gestalter mögen nun je nach Impuls ihre Linien erweitern und auch andere Räume einnehmen. Regen Sie die Gruppe an, den Stift mal abzusetzen, bestimmte Stellen zu verdichten oder auch den Stift in einem Zug über das Blatt gleiten zu lassen. Oder statt einer harten Mine eine weiche zu verwenden und umgekehrt. Lassen Sie die Beteiligten gestalten, solange sie mögen.

Phase – Verbaler Austausch
Abschluss mit Feedback und Reflexion.

Es stellt sich für die Teilnehmer immer wieder als Herausforderung heraus, sich von Motiven, Figuren und Formen loszulösen und nur auf die eigene Linie und die der anderen zu konzentrieren.

Ein Beispiel aus der Praxis:
Im Rahmen eines Projektes „clean leben“ kamen jeweils sechs bis acht drogenabhängige Jugendliche im Alter zwischen 16 und 17 Jahren zu mir in die Kunsttherapie. Bei den wöchentlichen Sitzungen setzte ich unterschiedliche Materialien ein. Vor dem Hintergrund der Betroffenen entschied ich mich für diese Übung. In diesem Fall fanden sich je drei bis vier Teilnehmer zusammen und gestalteten jeweils ein Blatt. Beiden Gruppen fiel es anfangs schwer, sich nur auf Striche und Linien zu konzentrieren. Aus der Bewegung heraus frei seine Linien ziehen zu können (Phase II), ermöglichte letztendlich den Einstieg in die Übung. Der harte Graphitstift gab zwei Jugendlichen den Impuls, kräftiger und intensiver die Linien zu führen. Andere wechselten nach einiger Zeit von hart auf weich und vertieften sich so an einigen Stellen. Was am Beginn als „langweilig und sinnlos“ galt, musste schließlich ich als Begleiter nach 45 Minuten beenden. Die entstandenen Gestaltungen waren noch lange in der Einrichtung zu sehen.

5.2.4 Indirekter Dialog in der Gruppe

Übung 25: Segmentübung

Diese Übung kann sehr vielfältig eingesetzt werden, sie ist für zwei Beteiligte ebenso geeignet wie für mehrere Personen, die einander kennen oder noch unbekannt sind.
Ziel: Die Eigenheit des Einzelnen, der am Gestaltungsprozess beteiligt ist, soll erhalten bleiben; ein gemeinsames Ganzes soll entstehen; Kontaktaufnahme; Ausloten zwischen Eigenem und Akzeptanz des/der anderen; Gemeinsamkeiten finden.
Zielgruppe: Jugendliche, Erwachsene; gut geeignet im familientherapeutischen Kontext, wo dann auch Kinder beteiligt sind.
Material: Großes Blatt A0, Ölpastellkreiden, Wachskreiden, Buntstifte, Fineliner; Klebeband.

Vorgehensweise:

Schritt 1

Phase – Ankommen/Einstieg
Sie oder die Beteiligten heften das A0-Blatt mit Klebeband auf einen großen Tisch. Lassen Sie die Teilnehmer rings um den Tisch Platz nehmen, jeder erhält ein A4-Blatt. Die erste Aufgabe: Jeder zeichne mit dem Material seiner Wahl auf sein Blatt ein Kritzelbild, das er später der Gruppe vorstellt.

Phase – Kontaktaufnahme
Nun geht die nächste Aufgabe an die gesamte Gruppe, auf dem großen Blatt mit einem dicken Stift gut sichtbar einen großen Kreis so zu ziehen, dass er fast den Rand des Blattes berührt und dieses ausfüllt. Der Stift geht reihum, jeder führt die Linie des Vorgängers fort. Ist der Kreis geschlossen, weisen Sie die Teilnehmer an, in derselben Weise einen kleinen Kreis in der Mitte zu platzieren. Dieser sollte gut ein Drittel des großen Kreises einnehmen. Das große Blatt zeigt nun einen inneren in einem äußeren Kreis, an den Ecken verbleiben vier freie Stellen.

Den nächsten Arbeitsgang müssen Sie erst gut erklären, dann lassen Sie die Gruppe entscheiden, wer diesen ausführt: Einer der Teilnehmer soll den Außengürtel in gleich große Segmente aufteilen, entsprechend der Teilnehmerzahl plus zwei oder drei Segmente. Das geschieht, indem der Zeichner zunächst andeutungsweise gleichmäßige Diagonalen auf den großen Kreis setzt. Bei fünf Teilnehmern etwa wären also drei Linien zu ziehen, damit sechs Segmente entstehen. Im breiten Saum zieht der Zeichner die Linien deutlich nach, der Innenkreis bleibt ungeteilt.

Schritt 2

Jeder suche sich das Material seiner Wahl und sitze vor mindesten einem Kreis-Segment. Im indirekten Dialog solle jeder erst einmal dieses, dann weitere Felder im Außenring gestalten – der Phantasie sind keine Grenzen gesetzt. Ob der eine mehr, der andere weniger Segmente gestalte, sei egal. Fürs Erste gehe es nur darum, den Rahmen zu füllen. Der innere kleine Kreis solle in diesem Schritt noch ungestaltet bleiben.

Achten Sie bitte darauf, dass sich die Teilnehmer für die beiden folgenden Aufgaben nicht untereinander absprechen und die Gestaltung schweigend angehen.

Phase – Verbaler Austausch

Ist der Außenring gefüllt, moderieren Sie ein erstes Feedback mit Reflexion zu Fragen wie:

- Wer fühlte sich für die Umsetzung der Aufgabe verantwortlich?
- Wer traut sich an ein zweites Segment nicht heran?
- Wer macht einfach los und merkt gar nicht, dass er bereits ein zweites Segment bearbeitet?
- Wer übernahm etwas von einem anderen in sein Segment?

Die beiden ersten Schritte dieser Übung zeigten so bereits auf, wie die Beteiligten miteinander und aufeinander zugehen und kommunizieren. Positionen und Rollen in der Gruppe deuten sich an.

Schritt 3

Phase – Interaktion/Intensivierung des Kontakts

Sagen Sie den Teilnehmern, dass die Gruppe im nächsten Schritt gemeinsam den kleinen Kreis gestalten werde; jeder solle sich im Ergebnis wiederfinden.

Phase – Verbaler Austausch

Feedback und Reflektion zum Gesamtprozess.

Aus der Praxis

Eine Mutter besucht mit ihren beiden zwölf und 16 Jahre alten Töchtern die Kunsttherapie. Seit der Trennung von ihrem Mann habe Frau S. ganz große Probleme mit den Mädchen. Auch deren Wahrnehmung sei, man könne sich überhaupt nicht mehr untereinander verständigen. Keine fühle sich gehört, die Auseinandersetzungen endeten regelmäßig darin, sich anzuschreien und sich Türen-schlagend zurückzuziehen.

Die beiden Mädchen folgen ihrer Mutter offensichtlich nur sehr ungern zur Kunsttherapie, in den ersten Gesprächen kommt mir ihre deutliche Ablehnung entgegen. Ich vertraue auf die Wirkung des Dialogischen Gestaltens und biete den dreien diese Übung an.
Bereits im Schritt-1 zeigt sich, wie Mutter und Töchter miteinander kommunizieren. Nach Aussage von Frau S. soll die ältere A. die Kreise ziehen, das liege ihr; die Jüngere B. sei zu ungenau und könne so etwas „nicht richtig". „Hab keine Lust, immer alles zu machen, mach es doch selbst!", entgegnet A. Ihre Schwester darauf: „Wieso, ich kann es doch versuchen." „Sehen Sie, es geht schon wieder los", antwortet Frau S.
Wir vereinbaren daraufhin, schrittweise gemeinsam den großen Kreis zu ziehen und anschließend den kleinen Kreis. Danach solle jeder von sich aus die Diagonalen ziehen. Der äußere Kreis erhielt daraufhin fünf Segmente, die es nun auszugestalten galt. Tochter B. wählt Buntstifte, ihre Schwester A. einen Fineliner in Schwarz, Frau S. nimmt Fineliner und Buntstifte. A. ist rasch fertig mit einem Segment und gestaltet daraufhin ein zweites aus, Frau S. folgt in der Ausgestaltung. Für B. bleibt somit nur eines, sie gestaltet langsam und sehr ausführlich mit den Buntstiften, von ihrer Schwester übernimmt sie einige Formen.
In der anschließenden Feedbackrunde äußert B., sie hätte auch gerne noch ein Segment ausgestaltet, habe aber ihre Gestaltung ordentlich machen wollen und darum so lange gebraucht. Frau S. hatte ein zweites Segment genommen aus Furcht, die Aufgabe würde nicht erfüllt und eines bliebe leer, Ihre Tochter A. wiederum war so bei der Sache, dass sie gar nicht merkte, schon ein weiteres Segment zu gestalten.

Übung 26: Gruppenfigur

Beschrieben ist eine Gestaltung in Ton für vier Teilnehmer, mehr Personen sollten nicht beteiligt sein. Sie können diese Übung unter ein bestimmtes Thema stellen, wie zum Beispiel, dass eine menschenähnliche Figur entstehen soll oder ein Tier, ein Fabelwesen etc. Oder Sie überlassen die Gestaltung ganz dem Prozess und dem, was letztlich daraus entsteht.

Ziel: Interaktion zwischen den Beteiligten, Akzeptanz und Toleranz.
Zielgruppe: Kinder, Jugendliche, Erwachsene.
Material: Zehn Kilogramm Ton (vier Teilnehmer).

Vorgehensweise:

Phase – Ankommen/Einstieg
Weisen Sie die vier Beteiligten an, den Ton in vier Stücke zu teilen und einzeln weich zu schlagen. Lassen Sie je zwei Teile wieder zusammenfügen und auf einer festen Unterlage so platzieren, dass sich die vier gut um sie herum bewegen und gleichzeitig daran gestalten können. Die Teilnehmer mögen die zwei verbleibenden Batzen nochmals halbieren, sodass jedem ein Stück Ton zur Verfügung steht.

Phase – Kontaktaufnahme + Phase – Interaktion/Intensivierung des Kontakts
Erklären Sie den Beteiligten die Aufgabe: Ohne Worte soll jeder das große Stück Ton formen und dabei mit seinem eigenen Tonstück Ton weitergestalten. Lassen Sie der Gruppe genügend Zeit für den Prozess, und beobachten Sie, wie Eigenes und Gemeinsames platziert und gestaltet wird.

Phase – Verbaler Austausch
Feedback und Reflexion.

Übung 27:
Bewegter indirekter Dialog

Diese Übung eignet sich gut für Gruppen, die unbeweglich und festgefahren in ihrem Miteinander sind.

Ziel: Interaktion in der Gruppe, Achtung des Einzelnen.
Zielgruppe: Kinder, Jugendliche, Erwachsene.
Material: Großes Blatt, Gouachefarben, Ölpastellkreiden, Klebeband.

Vorgehensweise:

Phase – Ankommen/Einstieg
Die Beteiligten mögen als Erstes das große Blatt Papier mit Klebeband auf dem Tisch fixieren und sich um diesen herum stellen. Die Gruppe wählt für den folgenden Prozess ein gemeinsames Material.

Phase – Kontaktaufnahme
Indirekter Dialog: Jeder gestaltet auf seinem Platz ein Symbol, das ihm etwas Besonderes bedeutet. Wer mit seiner Gestaltung fertig ist, kann sich an eine andere Stelle begeben und ungestört dort weitergestalten (**Abbildung 5-37 bis 5-39**).

Nach und nach kommt so die Gruppe in Bewegung, und die Teilnehmer beginnen aufeinander einzugehen. Wirken Sie darauf hin, dass die Symbole der Einzelnen bis zum Schluss erkennbar und erhalten bleiben (**Abbildung 5-40 bis 5-43**).

Phase – Verbaler Austausch
Feedbackrunde und Reflexion. Aufschlussreich und entsprechend zu erfragen: Wie wurden die Symbole beachtet? Wie sieht die Gestaltung um diese herum aus? Gab es eine führende Person in der Gruppe? Wer hielt sich zurück und warum?

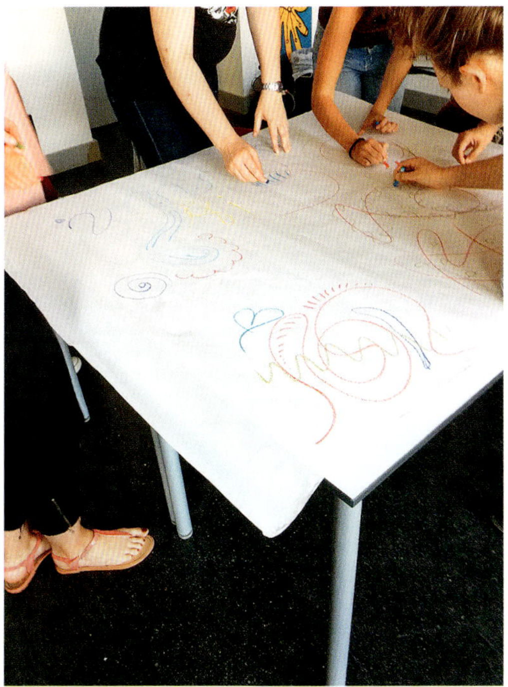

Abbildung 5-37: Einstiegsphase

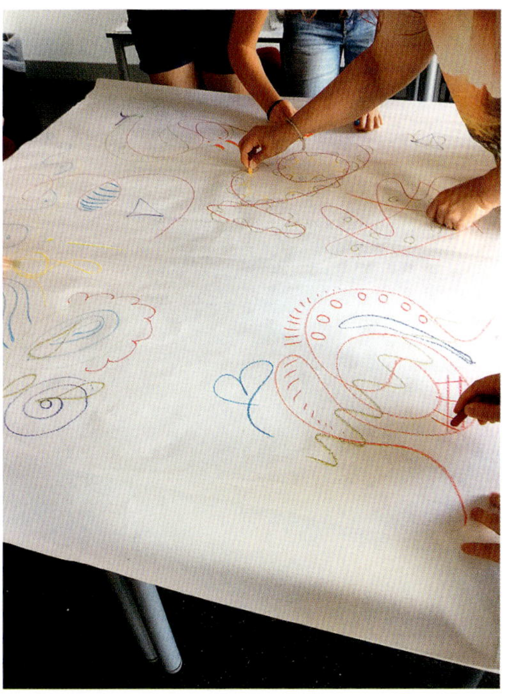

Abbildung 5-38: Erste Begegnungen finden statt

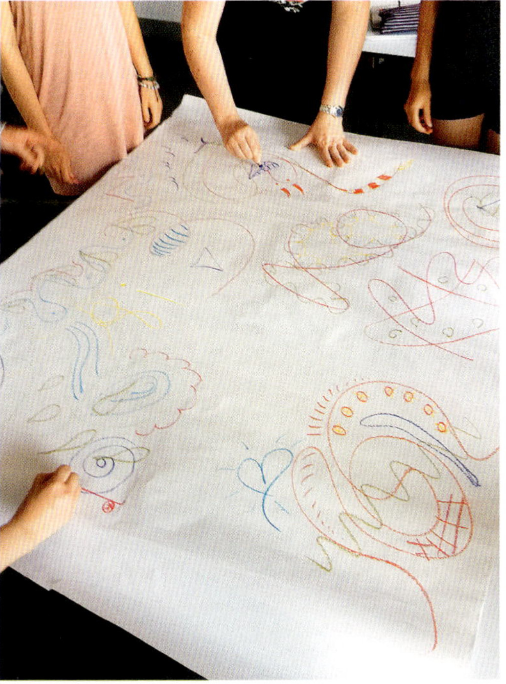

Abbildung 5-39: Kontaktaufnahme über die Beobachtung

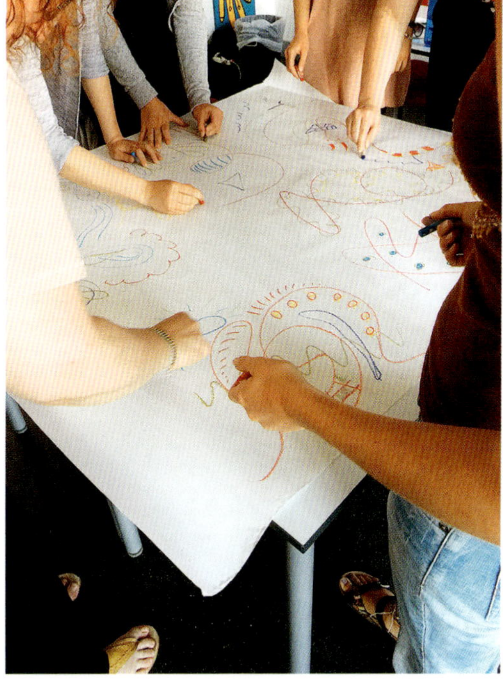

Abbildung 5-40: Kontaktaufnahme der Beteiligten

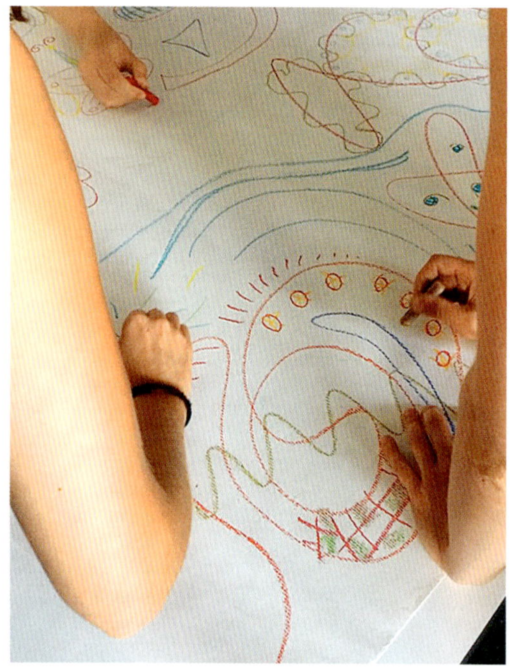

Abbildung 5-41: Intensivierung der Kontaktaufnahme

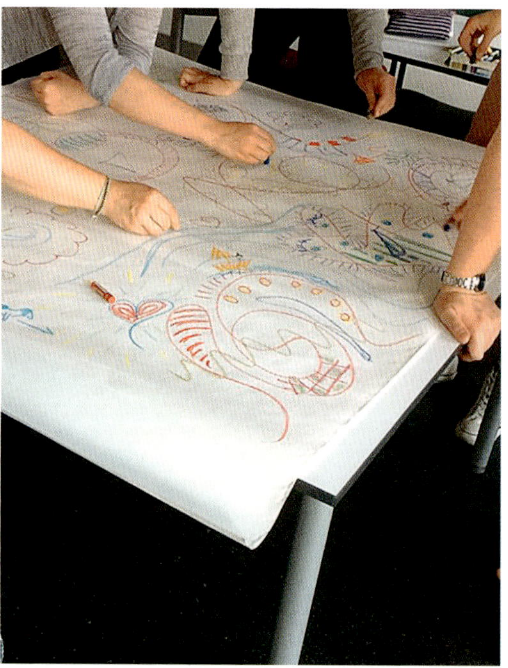

Abbildung 5-42: Intensivierung der Kontaktaufnahme

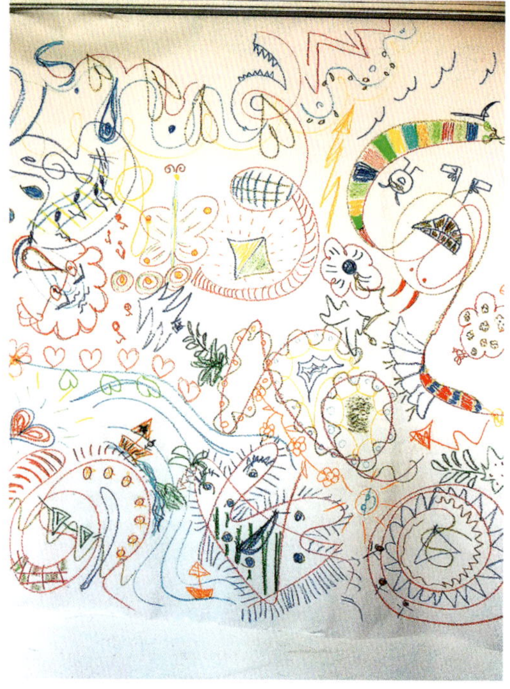

Abbildung 5-43: Bereit für den verbalen Austausch

Übung 28: Farben gehen auf Wanderschaft

Innere und äußere Bewegung werden durch Farben und Platzwechsel angeregt.

Ziel: Ein bewegtes strukturiertes Vorgehen, gestalterische Kontaktaufnahme in der Gruppe.
Zielgruppe: Kinder, Jugendliche, Erwachsene.
Material: Eine Vielzahl unterschiedlicher Gouachefarben, lange Papierbahn (zum Beispiel Tapetenrolle), Klebeband, Pinsel, Wischtücher.

Vorgehensweise:

Die Übung benötigt einiges an Vorbereitung, die Teilnehmer können sich die Aufgaben teilen. Die einen schneiden etwa die Papierbahn zurecht, während die anderen das Material bereitstellen.

Die Länge der Papierbahn ergibt sich aus der Teilnehmerzahl, jeder sollte nachher einen Platz von circa A3 vor sich haben. Steht eine Malwand bereit, wird die Papierbahn dort horizontal angebracht, ansonsten kann sie auch auf einer Tischreihe oder auf dem Boden fixiert werden.

An Farben braucht es so viele, wie Personen beteiligt sind, dazu Loszettel, auf denen jeweils eine Farbe notiert wird. Lassen Sie die Farben in Gläser oder Becher abfüllen, Pinsel und Wischtücher abzählen und jeweils eine Farbe mit Pinsel und Wischtuch an den zu gestaltenden Platz vor die Papierbahn stellen.

Phase – Ankommen/Einstieg
Jetzt kommen die Farb-Lose zum Einsatz, jeder Beteiligte zieht eines und begibt sich an den Platz mit der entsprechenden Farbe. Erklären Sie den Teilnehmern den Ablauf: Sie mögen mit ihrer Farbe innerhalb von zwei bis drei Minuten spontan die Stelle auf der Papierbahn vor ihnen gestalten, um anschließend nach rechts auf den Platz des Nachbarn zu wechseln - in Art und Weise der Gestaltung seien sie frei.

Phase – Kontaktaufnahme
Die Gestalter machen sich an die Arbeit, Sie als Begleiter achten gut auf die Zeit. Nach spätestens drei Minuten bedeuten Sie den Beteiligten, mit Farbe und Pinsel zum Platz rechts daneben weiterzuwandern und am Bild ihres Vorgängers weiterzugestalten.

Phase – Interaktion/Intensivierung des Kontakts
Der Prozess setzt sich fort, bis jeder wieder vor seiner Ausgangsgestaltung steht, oder Sie lassen die Gestalter eine weitere Runde drehen.

Phase – Verbaler Austausch
Feedback und Reflexion. Fragenschwerpunkte können dabei sein: War es schwer in die Gestaltung des anderen einzudringen? Wie war es, am Ende des Prozesses die eigene veränderte Gestaltung wiederzusehen?

Variationen

Die Übung lässt sich gut abwandeln, etwa für Rollstuhlfahrer und andere Menschen, die aus physiologischen Gründen schwerlich an der Malwand oder auf dem Fußboden gestalten können.

Schritt 1

Phase – Ankommen/Einstieg
Lassen Sie die Beteiligten an einem Tisch Platz nehmen. Reichen Sie jedem ein A2-Blatt, das dieser als erstes signieren soll, und stellen Sie die Aufgabe: Jeder möge sich eine Farbe aussuchen und zwei Minuten lang spontan sein Blatt gestalten. Danach werde das Blatt an den rechten Nachbarn weitergereicht.

Schritt 2

Phase – Kontaktaufnahme + Phase – Interaktion/Intensivierung des Kontakts
Sind die zwei Minuten verstrichen, wandert auf Ihr Zeichen das Blatt jeweils zum rechten Nachbarn. Der gestaltet nun auf dem mit seiner Farbe und so fort. Das geht so lange, bis vor jedem wieder das eigene Blatt liegt.

Schritt 3

Wer mag, kann das eigene Blatt noch ausgestalten; geben Sie den Teilnehmern dafür etwa zehn bis fünfzehn Minuten Zeit.

Schritt 4

Die Blätter drehen eine weitere Runde, und jeder kann noch etwas dazugestalten; der Gestaltungsprozess ist abgeschlossen, wenn jeder wieder sein eigenen Blatt vor sich liegen hat.

Schritt 5

Die Beteiligten oder Sie heften die Bilder an die Malwand. Lassen Sie die Gruppe entscheiden, ob die Blätter einzeln oder aneinandergereiht hängen sollen, sodass sich ein Gesamtbild ergibt.

Schritt 6

Phase – Verbaler Austausch
Feedback und Reflexion.

5.2.5
Direkter Dialog in der Gruppe

Wie eingangs erwähnt (siehe Kap. 5.1.3 „Indirekter Dialog mit zwei Personen"), sollten im direkten Dialog nicht mehr als vier Personen gestalten. Dass die einen warten müssen, während der andere gestaltet, würde bei mehr Teilnehmern ermüden. Das könnte die Beteiligten verleiten, ihre Aufmerksamkeit weg vom Geschehen nach außen zu richten und nicht bei der Sache zu sein.

Die Übungen für zwei Personen (siehe Kap. 5.1.3) können Sie auch bei Kleingruppen einsetzen. Passen Sie die Blattaufteilung entsprechend an. Bei der Übung Strichmännchen kann die Einteilung bleiben.

Übung 29: Gruppenfigur

An dieser Übung sollten nicht mehr als sechs Personen beteiligt sein, der Prozess zieht sich sonst zu sehr in die Länge. Günstig wäre es, dass sich die Gruppe bereits kennt.

Die Übung ist sowohl als Einstieg als auch für den Ausklang eines Settings geeignet.

Ziel: Zusammenführung zu einem Gemeinsamen; Rücksichtnahme auf den Einzelnen in der Gruppe; gegenseitige Akzeptanz.
Zielgruppe: Kinder ab dem Schulalter, Jugendliche, Erwachsene.
Material: Ein Tonstück (1–2 kg, mittlere Ballgröße), vorbereitet auf einer festen Unterlage.

Vorgehensweise:

Phase – Ankommen/Einstieg
Lassen Sie die Beteiligten sich im Kreis zusammensetzen. Führen Sie die Gruppe mit einer kurzen Achtsamkeitsübung auf den eigenen Körper in den folgenden Prozess ein.

Schritt 1

Phase – Kontaktaufnahme
Erklären Sie den Teilnehmern, dass jeder für zwei Minuten am Tonstück gestaltet und dabei nichts als seinem inneren Impuls folgen soll. Reichen Sie die Unterlage mit dem Ton in die Runde, jeder reihum modelliert, auf Ihr Zeichen reicht der jeweilige das Tonstück weiter (**Abbildung 5-44**).

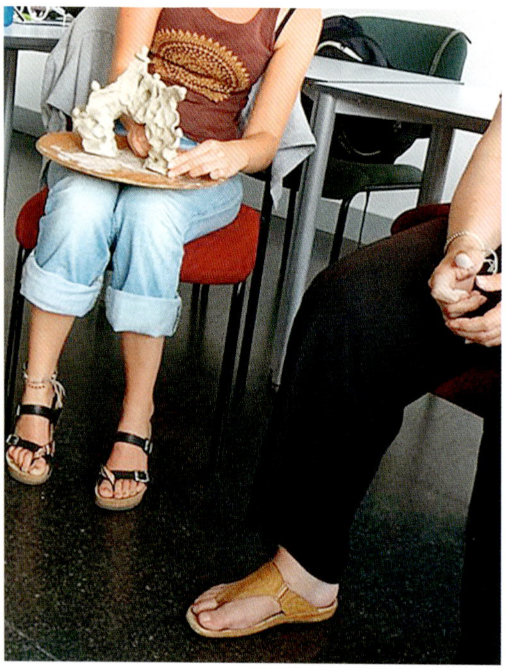

Abbildung 5-44: Kontaktaufnahme

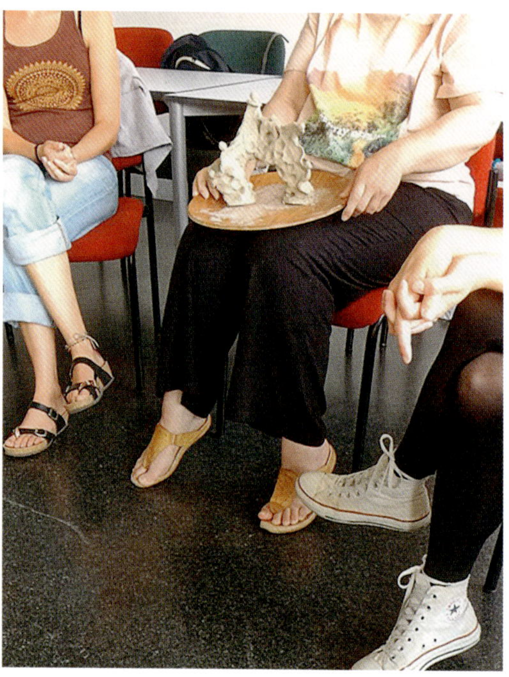

Abbildung 5-45: Intensivierung der Kontaktaufnahme

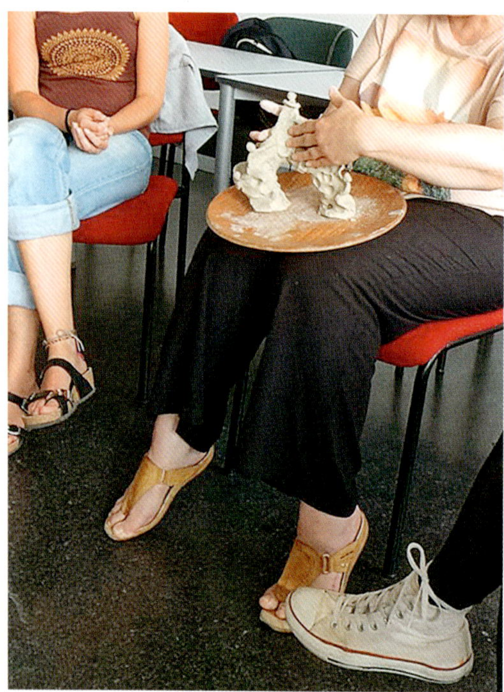

Abbildung 5-46: Intensivierung der Kontaktaufnahme

Phase – Interaktion/Intensivierung des Kontakts

Die Form kann vollständig verändert werden, am Ende dieses Schrittes ist die Grundform festgelegt. Fragen Sie die Beteiligten, ob sie die entstandene Form so akzeptieren können (**Abbildung 5-45 und 5-46**).

Wie oft das Tonstück kreist, liegt an Ihnen, mehr als drei Runden sollten es erfahrungsgemäß nicht sein.

Schritt 2 (fakultativ)

Das Tonstück macht noch ein oder zwei Mal die Runde, lassen Sie die Teilnehmer wissen, es gehe jetzt um Feinarbeit, die Grundform solle bestehen bleiben.

Phase – Verbaler Austausch

Der Letzte in der Runde stellt das gemeinsame Ergebnis in die Mitte des Stuhlkreises, hierauf folgen Feedback und Reflexion.

Übung 30: Kritzel-Dialog

Diese Übung eignet sich sehr gut für eine Gruppe, der es um Interaktion geht, frei von bestimmten Motiven und Objekten. Die Gestaltung entwickelt sich aus der Spontanität der Einzelnen heraus und führt letztendlich zu einer Gesamtgestaltung. Nach Otto Hanus sind solche mit Farbkreide objektfrei gezeichneten Gebilde „Spuren, die durch den jeweils individuellen Gebrauch des Farbmaterials, das Ausdrucksverhalten beim Zeichnen und das damit verbundene Wahrnehmen entstehen." Jedes bildnerische Merkmal werde auf diese Weise für die gesamte Gruppe sichtbar (Hanus, 2003, S. 64).

Ziel: Interaktion, Förderung der Spontanität der Einzelnen, spontaner direkter Dialog in der Gruppe.
Zielgruppe: Jugendliche, Erwachsenen (bis zu fünf Personen).
Material: A0-Blätter, Wachskreiden, Klebeband.

Vorgehensweise:

Auf einer großen Staffelei, einer Malwand oder einem Flipchart haben Sie das A0-Blatt befestigt. Bitten Sie die Teilnehmer, sich davorzustellen.

Die Beteiligten sollten während des ganzen Prozesses stehen, damit können sie jederzeit eine andere Sicht auf das Gestaltete gewinnen und spontan eine andere Perspektive einnehmen.

Phase – Ankommen/Einstieg
Erläutern Sie das Vorgehen: Jeder möge sich eine Farbe aussuchen, die er während des gesamten Prozesses beibehält, so wären die einzelnen Schritte später nachvollziehbar.

Phase – Interaktion/Intensivierung des Kontakts + Phase – Verbaler Austausch
Die Aufgabe bestehe nun darin, mit der eigenen Farbe immer wieder reihum das Blatt zu bekritzeln. Je eine halbe bis eine Minute pro Durchlauf habe jeder dafür Zeit (fertiges Beispiel siehe **Abbildung 5-47**).

In der Kürze der Zeit laufen die Beteiligten weniger Gefahr, Motive zu gestalten, was die freie spontane Gestaltung fördert. Lassen Sie den Prozess etwa eine halbe Stunde laufen, Sie selbst halten sich im Hintergrund.

Phase – Verbaler Austausch
Feedback und Reflexion.

Ein Teilnehmer: „... anfänglich habe ich ganz schön lange gebraucht, um nicht etwas Konkretes darzustellen. Aber durch die anderen und die rasche zeitliche Abfolge konnte ich auf einmal loslassen ... Das war wie eine Erleichterung – eine tolle Erfahrung."

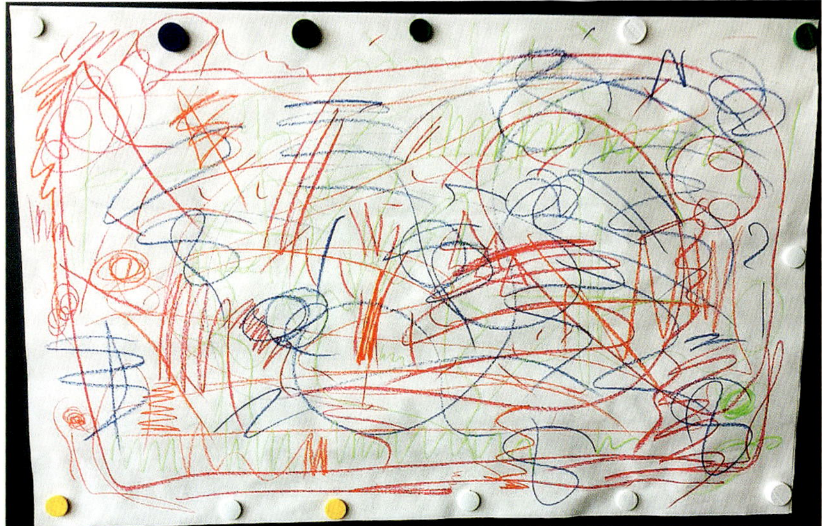

Abbildung 5-47: Bereit für den verbalen Austausch

5.2.6
Direkter und indirekter Dialog in der Gruppe im Wechsel

Übung 31:
Panoramabild

Diese Übung bietet die Möglichkeit für die einzelnen Beteiligten, selbst ein wesentlicher Teil eines Ganzen zu sein.

Ziel: Überblick, über den Tellerrand hinausschauen, sich Raum geben, Blick auf das äußere Umfeld, Perspektiven im Umfeld; vom Ich zum Wir.
Zielgruppe: Kinder, Jugendliche, Erwachsene.
Material: Blätter im A3-Format oder größer, Zeitungen, Kleber, Bleistift, verschiedene Papiere, Filzstift und Fineliner, Materialien zum Frottagieren.

Vorgehensweise:

Phase – Ankommen/Einstieg
Erklären Sie die erste Aufgabe: Mit Ausschnitten aus Zeitungs- und anderem Papier möge jeder für sich auf seinem Blatt im Querformat die Collage einer Dorf- oder Stadtansicht gestalten. Zwischen den Häusern sollen einige Stellen frei bleiben, um dort Frottagen von Baumrinde, Raufasertapete und ähnlichen Materialien aufzubringen.

Frottage-Technik: Ein flaches Objekt mit strukturierter Oberfläche (Blatt vom Baum, Furnier, Dachpappe ...) wird unter das zu gestaltende Blatt gelegt und mit Bleistift oder Fineliner abgerubbelt, sodass sich die Struktur auf das Blatt überträgt.

Phase – Kontaktaufnahme
Die Beteiligten gestalten nun im Zusammenspiel zwischen aufgeklebten Zeitungsabschnitten und abgeriebenen Strukturen. In Verbindung von Collage und Frottage entstehen, meist ungeplant, unterschiedliche Perspektiven und Räume (**Abbildung 5-48 bis 5-51**). Ist die Arbeit beendet, bitten Sie die Teilnehmer, sich ihre Collagen gegenseitig vorzustellen.

Sollten sich Teilnehmer hier zur Art der Gestaltung und zu den verwendeten Techniken äußern, verweisen Sie auf die Feedback-Runde.

Phase – Interaktion/Intensivierung des Kontakts
Weihen Sie die Beteiligten in die nächste Aufgabe ein: Es gehe nun darum, die einzelnen Collagen zu verbinden. Jeder nehme sich zwei weitere Blätter gleichen Formats und gestalte in der gleichen Weise wie zuvor einen Anschluss nach links und rechts.

Bitten Sie die Teilnehmer, jetzt nicht miteinander zu sprechen.

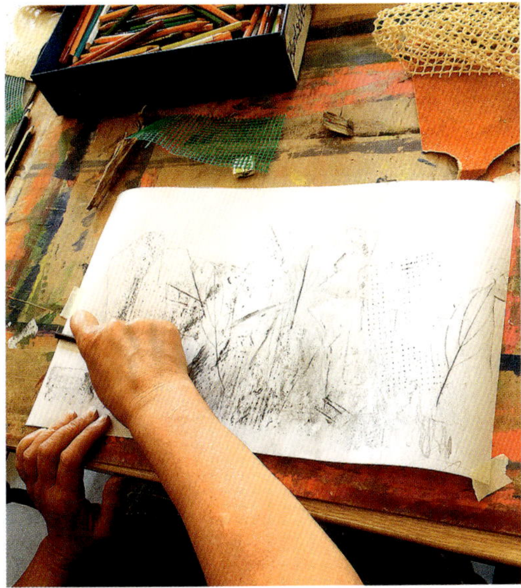

Abbildung 5-48: Frottage entsteht

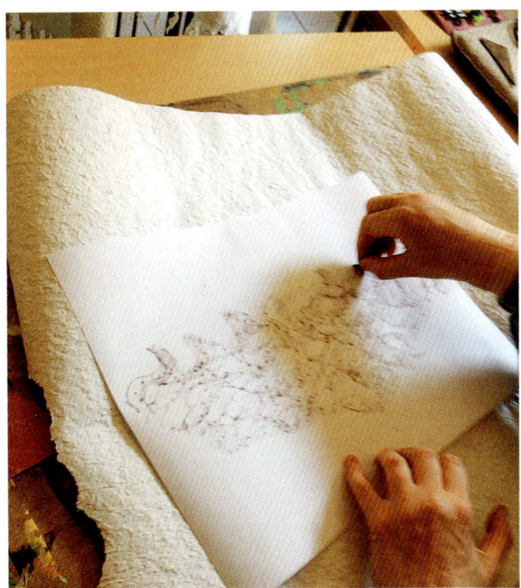

Abbildung 5-49: Frottage entsteht

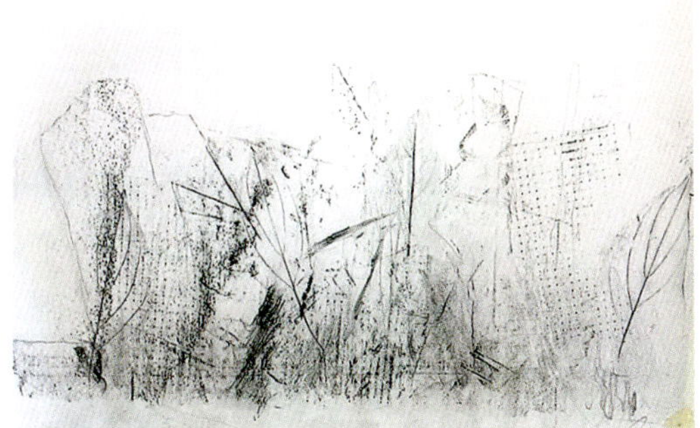

Abbildung 5-50: Frottage entsteht

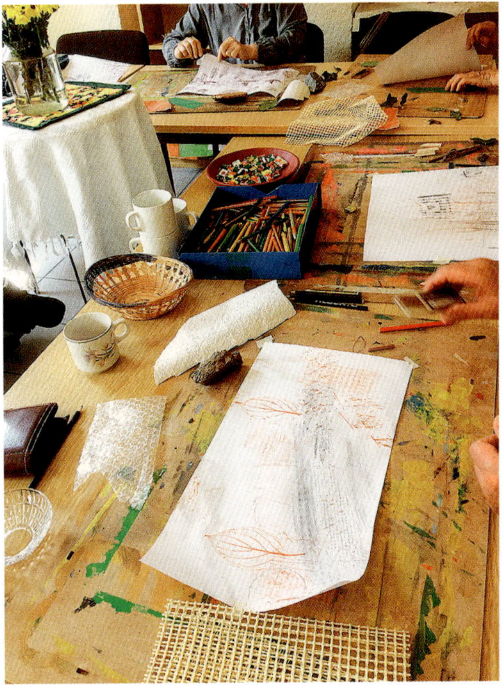

Abbildung 5-51: Weitere Ausgestaltung der Frottage

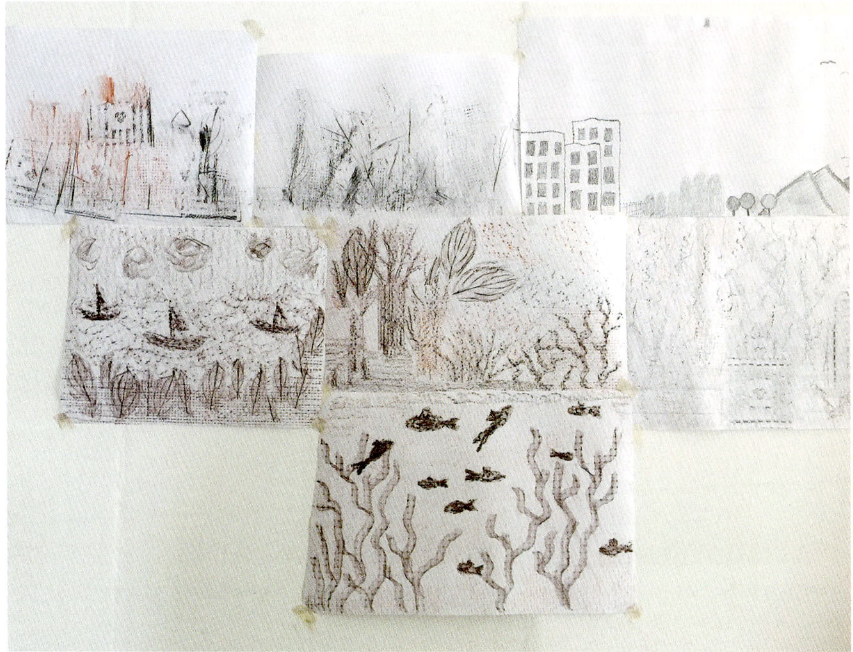

Abbildung 5-52: Fertiggestellte Frottagen

Lassen Sie die Gruppe am Ende alle Blätter aneinander kleben, womit aus den einzelnen Collagen ein Panoramabild entsteht (**Abbildung 5-52**).

Phase – Verbaler Austausch

Nach Feedback und Reflexion lassen Sie die Gruppe entscheiden, ob sie dem Bild noch etwas hinzuzufügen möchte oder das Ergebnis akzeptiert.

Ein Teilnehmer, der sich anfänglich sehr gegen diese Übung aussprach und nur sehr unwillig mitmachte: „... Ich bin aus meinen eigenen vier Wänden kaum hinausgekommen, ich wollte auch nicht aus dem Fenster schauen ... Was gibt es denn da schon zu sehen? Nach dieser Übung bin ich richtig neugierig geworden und entdecke immer mehr Dinge in meiner Umgebung ...“

6 Literaturverzeichnis

Dannecker, K. (2000). *Kunst, Symbol und Seele. Thesen zur Kunsttherapie*. Frankfurt am Main: Peter Lang.

Egger, B. (1998). *Bilder verstehen: Wahrnehmung und Entwicklung der bildnerischen Sprache*. Bern: Zytglogge.

Eichler, U. (1974). *Münchener Bilderbogen*. München: Verlag des Historischen Vereins von Oberbayern.

Franz, M.-L. v. (1986). *Erlösungsmotive im Märchen*. München: Kösel.

Gemoll, W. (1965). *Griechisch-Deutsches Schul- und Handwörterbuch*. München/Wien: Oldenbourg.

Gill, L. (1999). *How to work with just about anyone. A 3-step solution for getting difficult people to change*. New York: Fireside.

Hanus, O. (2003). *Kognitive Kunsttherapie. Die Gestaltung des Subjektiven als Weg zum Ich*. Norderstedt: Books on Demand.

Isaacs, W. (2011). *Dialog als Kunst, gemeinsam zu denken*. Köln: Andreas Kohlhage.

Janschek-Schlesinger, R. (1989). Kunsttherapie – die Brücke vom Ich zur Grenze. *Aktiv*, 178 (1),18–24.

Janschek-Schlesinger, R. (1999). Es war einmal ... die Bedeutung des Märchens in unserer Zeit und in der Kunsttherapie. *Aktiv*, 182 (1), 23–26.

Janschek-Schlesinger, R. (2000). Innere und äußere Landschaft: Die Landschaft als Spiegel der Seele. *Aktiv*,187 (2), 10–15.

Janschek-Schlesinger, R. (2002). Phantasievolle Begegnung mit den eigenen Ressourcen. Die Projektarbeit in der Kunsttherapie. *Aktiv*, 194 (1), 9–12.

Kast, V. (1993). *Märchen als Therapie*. Heitersheim: Walter.

Kindl-Beilfuß, C. (2011). *Fragen können wie Küsse schmecken. Systemische Fragetechniken für Anfänger und Fortgeschrittene*. Heidelberg: Carl Auer.

Kollmorgen, C. (1989). *Collagentherapie. Bildnerische Arbeit mit Herzinfarktpatienten in der Rehabilitationsklinik*. Bern: Hans Huber.

Menzen, K.-H. (2001). *Grundlagen der Kunsttherapie*. München: Ernst Reinhardt.

Oster, G. D. & Gould, P. (1999). *Zeichnen in Diagnostik und Therapie. Eine Anleitung*. Paderborn: Junfermann.

Prior, M. (2006). *MinniMax Interventionen. 15 minimale Interventionen mit maximaler Wirkung*. Heidelberg: Carl Auer.

Rogers, C. R (1998). *Eine Theorie der Psychotherapie, der Persönlichkeit und der zwischenmenschlichen Beziehungen*. Köln: Gesellschaft für wissenschaftliche Gesprächspsychotherapie e. V.

Rogers, C. R. (2000). *Die klientenzentrierte Gesprächspsychotherapie*. Frankfurt am Main: Fischer.

Schemmel, H., Selig, D. & Janschek-Schlesinger, R. (2008). *Kunst als Ressource in der Therapie. Praxisbuch der systemisch-lösungsfokusierten Kunsttherapie*. Tübingen: dgvt.

Schlippe, A. v. & Schweitzer, J. (1996). *Lehrbuch der systemischen Therapie und Beratung*. Göttingen: Vandenhoeck & Ruprecht.

Schmeer, G. (2003). *Kunsttherapie in der Gruppe. Vernetzung Resonanzen Strategeme*. Stuttgart: Pfeiffer bei Klett-Cotta.

Schmeer, G. (2006). *Die Resonanzbildmethode- Visuelles Lernen in der Gruppe. Selbsterfahrung – Team – Organisation*. Stuttgart: Klett-Cotta.

Schmitz, L. (2009). *Lösungsorientierte Gesprächsführung. Übungen und Bausteine für Hochschule, Ausbildung & kollegiale Lerngruppen*. Dortmund: Borgmann.

Schottenloher, G. (2003). *Kunst- und Gestaltungstherapie. Eine praktische Einführung*. München: Kösel.

Titze, D. & HfBK Dresden (Hrsg.). (2012). *Zeichen setzen im Bild. Zur Präsenz des Bildes im kunsttherapeutischen Prozess*. Dresden: Sandstein.

Watzlawick, P. (1978). *Die Möglichkeit des Andersseins. Zur Technik der therapeutischen Kommunikation*. Bern: Hans Huber.

Watzlawick, P., Beavin, J.H. & Jackson, D.D. (2000). *Menschliche Kommunikation. Formen Störungen Paradoxien*. Bern: Hans Huber.

Watzlawick, P., Weakland, J.H. & Fisch, R. (1974). *Lösungen. Zur Theorie und Praxis menschlichen Wandels*. Bern: Hans Huber.

Stichwortverzeichnis

Über die Autorin

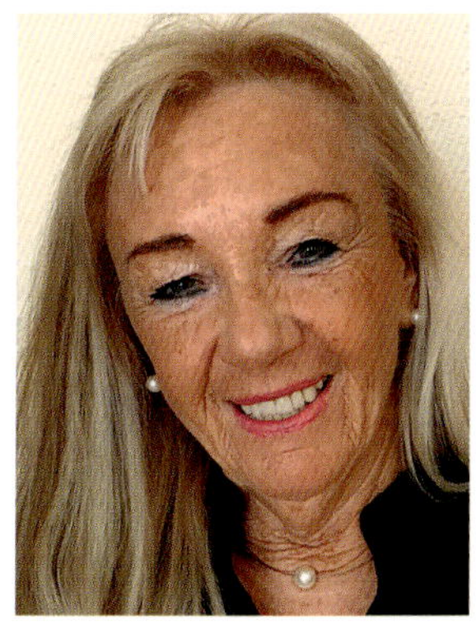

Ruth Janschek-Schlesinger, Dr. phil.
Kunsttherapeutin, Supervisorin (DGSv), Lehrsupervisorin und Lehrcoach, Künstlerin.

Mitglied: DGSv, VFP, DFKGT, DGSF.

Ausbildung: Philosophiestudium (Kunstgeschichte, Geschichte, Pädagogik, Psychologie) in Graz, Österreich; Aus- und Weiterbildungen u.a. Kunsttherapie, Systemische Supervision (DGSv), Brief-Therapy (Mental Research Institute – MRI, Palo Alto, USA).

Beruflicher Hintergrund: Seit 1982 freiberufliche Tätigkeit als Kunsttherapeutin im klinischen und selbständigen therapeutischen Bereich (u.a. Deutsche Multiple Sklerose Gesellschaft – DMSG), sowie als Dozentin in der Erwachsenenbildung für Lehrer, Sozialpädagogen, Therapeuten (u.a. Evangelische Hochschule Dresden – EHS, seit 2007; Hochschule der Bildenden Künste Dresden, Aufbaustudium Kunst-Therapie, 1996–2000). Gründerin und Leiterin *Institut und Atelier für Kunsttherapie*, www.akm-janschek.de, 1989 in München, seit 1995 in Dresden; Aufbau und Leitung der berufsbegleitenden Weiterbildung in Systemischer Kunsttherapie am Institut und Atelier für Kunsttherapie, Dresden (seit 2003).